ボケない習慣を
大事なとこだけ
3行にまとめました。

医療法人社団 山口内科クリニック院長
山口 博 監修

宝島社

はじめに

「今、何をしようとしていたんだっけ？」
「あの人の名前がなかなか出てこない」

こうしたちょっとした違和感を、「年だから」という理由で片付けようとしたことはありませんか。誰でも年をとるにつれ、脳が老化し物覚えが悪くなるものですが、その物忘れは「認知症」の初期症状である可能性があります。

超高齢化社会を迎えつつある現在、認知症は誰もがなる可能性のある身近な病気です。認知症が進行すると、物忘れがひどくなるだけでなく、今まで普通にできていたことがだんだんできなくなり、１人で生活することが難しくなってしまいます。

だからこそ大切なのは、いかに早く症状に気づき、対策をはじめられるかということ。

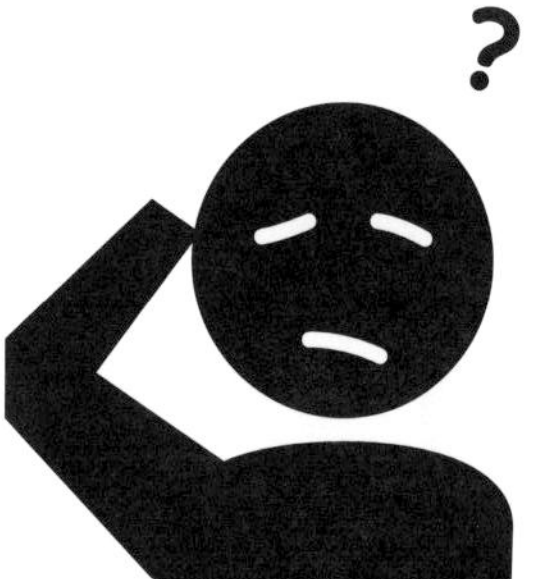

本書では、認知症になっていない人も、症状が出てきた人も、今からはじめられる認知症の予防習慣をまとめました。第1章では、まずは知っておきたい認知症の基礎知識を、第2章では食生活の習慣を、第3章では運動の習慣を、第4章では日常生活でできるあらゆる習慣を紹介します。覚えておきたい大事なポイントを3行にまとめているため、すぐに要点を理解し、実践に移すことができるでしょう。

ここで紹介する予防法の中には、いわゆる生活習慣病の予防法が多くありますが、認知症を予防するためには、認知症の大きなリスクである生活習慣病にならないようにすることがとても大切です。いつまでも若々しくいるための習慣を身につけ、人生を謳歌しましょう。

医療法人社団　山口内科クリニック院長

山口 博

あなたは大丈夫？ 認知症リスクのセルフチェック

認知症の症状の潜伏期間は約20年といわれ、早い人では40代から発症がはじまります。現代医学でも認知症を治す治療薬はないため、早い段階から予防し、進行を遅らせることが大切です。まずは左のセルフチェックリストから思い当たる項目があるかどうか確認しましょう。

一つでも当てはまるものがあれば、今すぐに生活習慣を見直し、本書で紹介する予防習慣をはじめてみてください。

セルフチェックリスト

下記の10の項目について、
思い当たるものにチェックを入れましょう。

- □ 今やろうとしたことを忘れてしまうことが増えてきた
- □ 最近の出来事を思い出せないことがある
- □ 糖尿病や高血圧を患っている
- □ ごはんや麺類は大盛で食べることが多い
- □ 食事は丼ものやカレーライスなどですませることが多い
- □ 運動をすることはめったにない
- □ 夜眠れない、途中で目を覚ますなどの睡眠障害がある
- □ 耳が遠くなり、聞き返すことが多くなった
- □ 食べものなどの生活の中のにおいを感じない
- □ 身内の人以外と話す機会が少ない

※このチェックリストはおおよその目安で医学的な診断ではありません。
認知症の診断には医療機関での受診が必要です。

ボケない習慣を大事なところだけ3行にまとめました。

もくじ

第2章 認知症のリスクを減らす食べ方の習慣

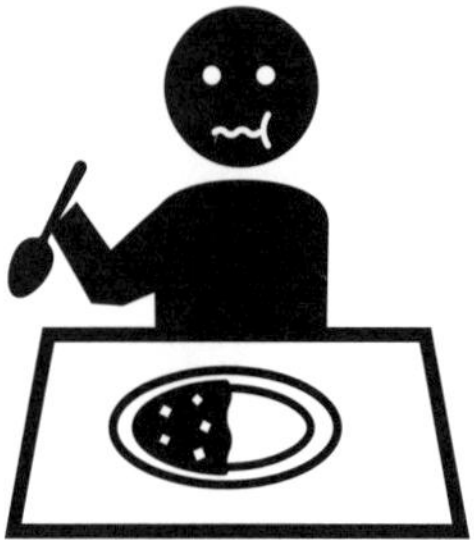

第３章

脳と健康にいい 体を動かす習慣

第4章 自分で防げる日常生活の習慣

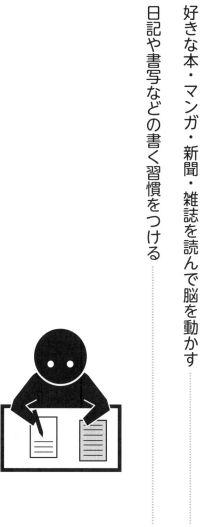

第1章

まずは知って
おきたい
認知症のこと

まずは認知症の基礎的な知識を頭に入れておきましょう。物忘れと認知症の違いや、認知症になるしくみ、リスクを高める病気などを知り、認知症を予防するための本質を学びます。

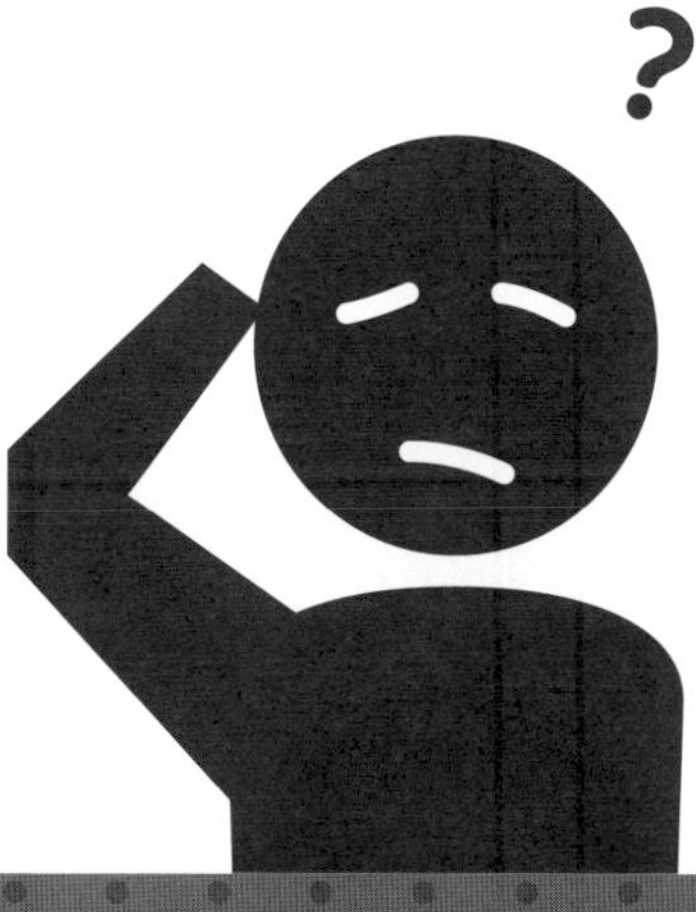

Part 1
01

認知症と物忘れはまったくちがう！

POINT

- □ 老化による「物忘れ」は経験した出来事の一部を忘れる
- □ 「認知症」は、経験した出来事そのものを忘れる
- □ 忘れたことを自覚できるかが見分けるポイントに

物忘れと認知症のちがい

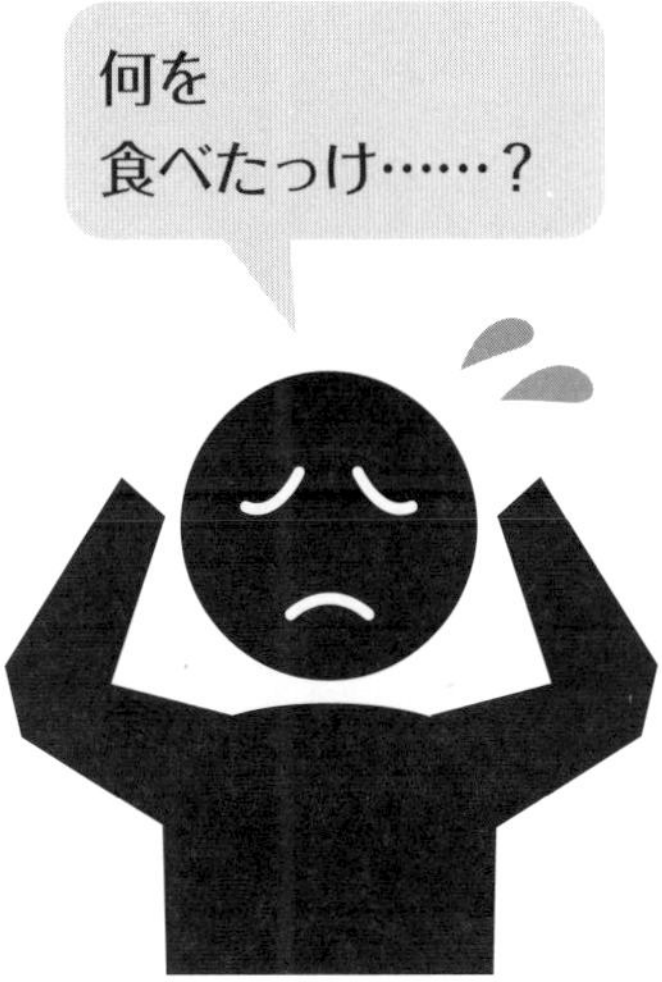
何を
食べたっけ……？

老化による物忘れ

- 経験した出来事の一部を忘れる
- 一般的な知識や名称を忘れる
- 日常生活にほぼ支障はない
- 忘れたことを自覚できる
- 食事をしたことは覚えているが、何を食べたか忘れる
- 相手のことは覚えているが、名前を忘れる

まだごはんを
食べていない！

認知症

- 経験した出来事そのものを忘れる
- 日常生活に支障が出てくる
- 忘れたことを自覚できない
- 食事したことを忘れる
- 相手の存在そのものを忘れる
- 今日の日付や曜日がわからない

Part 1
02

高齢者の5人に1人が認知症になる時代に

POINT

- □ 認知症の患者数は年々増加している
- □ 2025年には5人に1人が認知症に
- □ 認知症はいつ誰がなってもおかしくない病気

認知症患者数がどんどん増える！

高齢者（65歳以上）の人口増加にともない、認知症の患者数はますます増えています。内閣府が発表した「平成29年版高齢社会白書」によると、2025年には約730万人に増え、5人に1人が認知症になると推計されています。

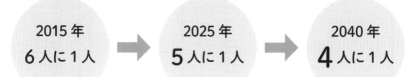

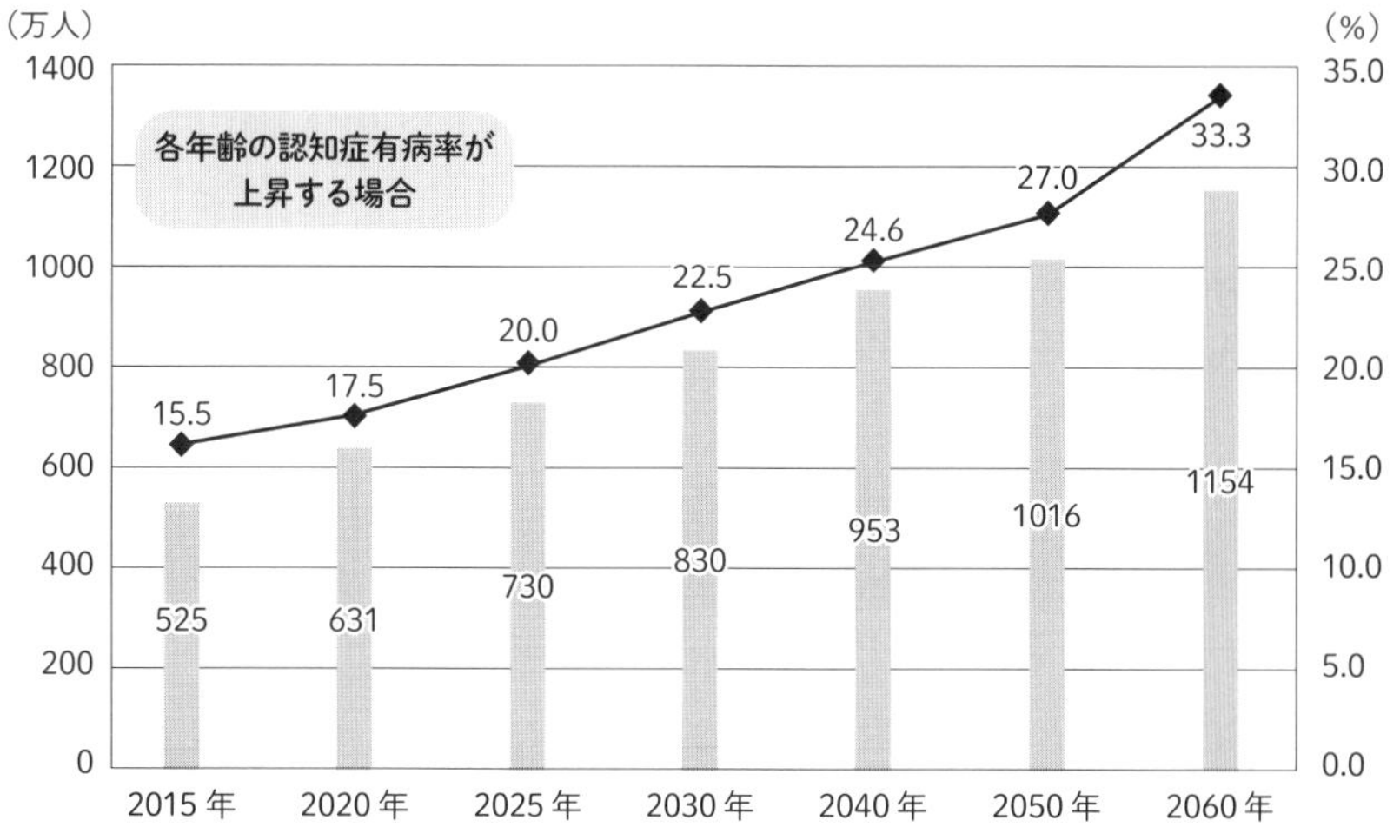

出典：内閣府「平成 29 年版高齢社会白書」より

2025年には5人に1人が認知症に

2015 年
6 人に 1 人

→

2025 年
5 人に 1 人

→

2040 年
4 人に 1 人

Part 1
03

認知症の約7割がアルツハイマー型認知症

POINT

- 認知症には主に4つのタイプがある
- 「アルツハイマー型認知症」が約7割を占める
- 「脳血管性認知症」は約2割を占める

認知症には主に４つのタイプがある

認知症は主に下記の４つのタイプに分かれます。アルツハイマー型と脳血管性が多く、この2タイプで8割以上を占めることがわかります。

レビー小体型認知症

脳にレビー小体という物質が溜まり発症する。パーキンソン症状（※1）や幻視がみられることが多い。

前頭側頭葉型認知症

前頭葉や側頭葉が萎縮することで認知機能が低下する。性格変化や異常行動が目立つため精神疾病と間違えられることが多い。

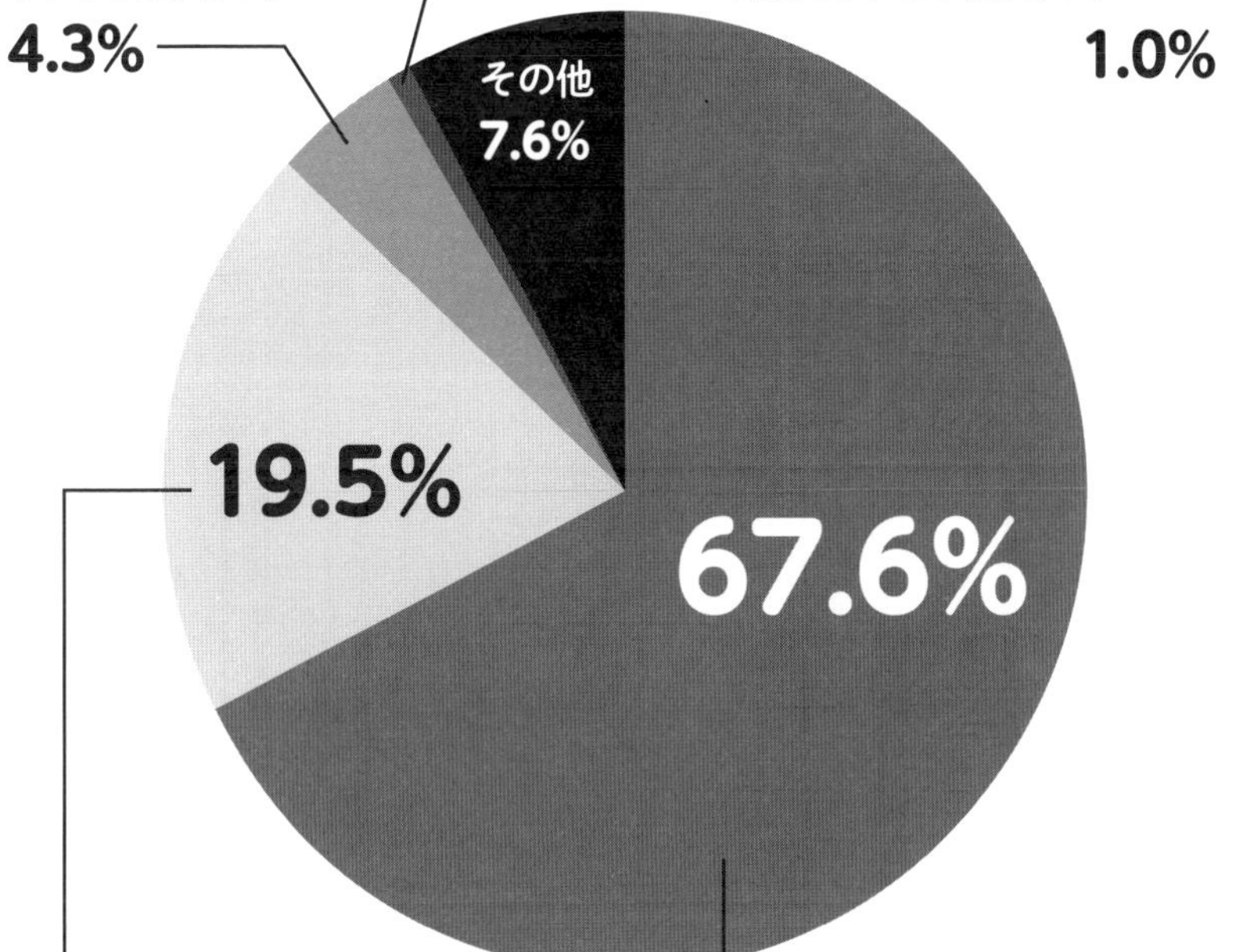

脳血管性認知症

脳出血や脳梗塞によって認知機能が低下する。認知機能低下以外にも歩行障害や言語障害などの症状がみられることが多い。

アルツハイマー型認知症

神経細胞の変性によって認知機能が低下し、記憶障害や失見当識（※2）、実行機能障害が発症する。

※1 小刻み歩行・動作緩慢などの症状　※2 日時・場所がわからなくなるなどの症状
出典：厚生労働省老健局「認知症施策の総合的な推進について」より

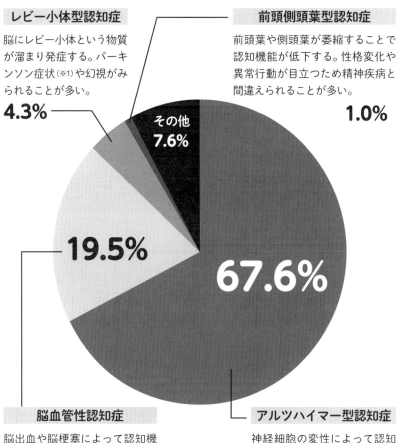

Part 1
04

どうしてアルツハイマー型認知症になるの？

POINT

- □ 脳にアミロイドβ《ベータ》という老廃物が溜まる
- □ 老廃物はやがて脳細胞を壊して脳が萎縮していく
- □ 発症の20年前から老廃物が蓄積する

アミロイドβ《ベータ》が溜まることで脳が萎縮する

アルツハイマー型認知症は、主に「アミロイドβ」というたんぱく質が脳に溜まることで引き起こされます。これは脳の老廃物で、やがて脳のシミといわれる「老人斑」となり、神経細胞を壊していきます。

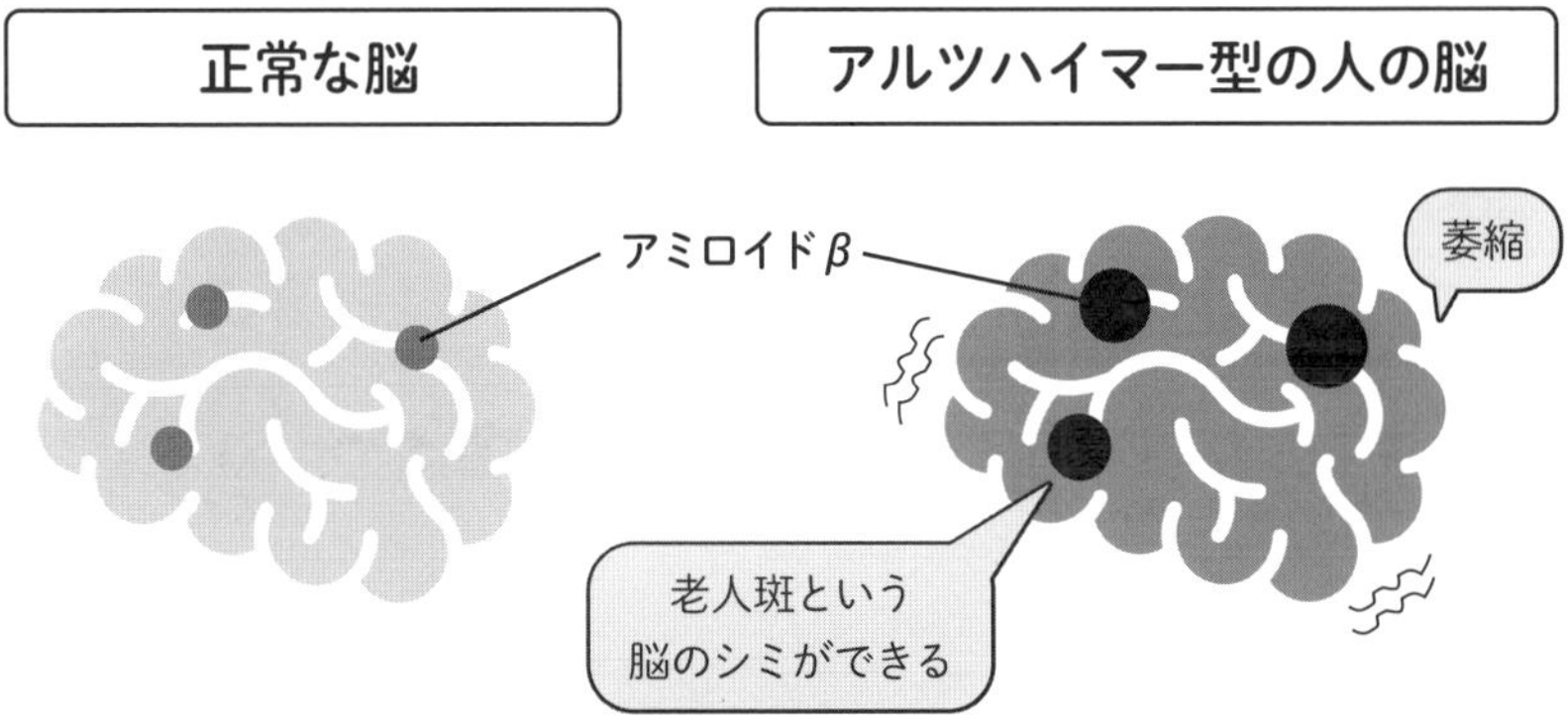

アミロイドβは発症の約20年前から蓄積する

アミロイドβは、認知症が発症する20年前から蓄積がはじまります。50～60代から、蓄積されないよう予防することが重要です。

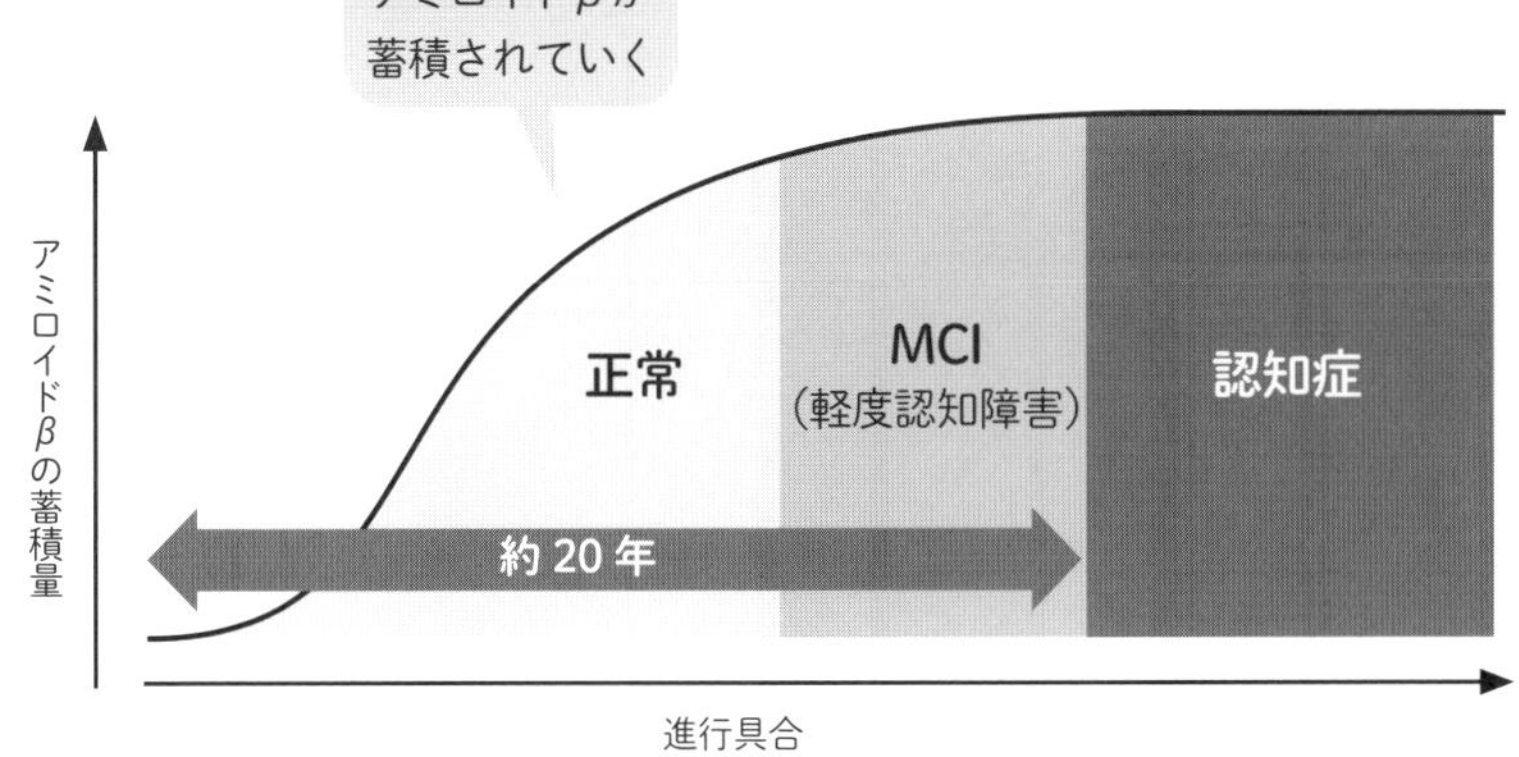

出典：Lancet Neurol. 2013 Feb.;12(2):207-216. をもとに作成

Part 1

05

40代からじわじわとボケが進行している！

POINT

□ 認知症の前段階を「ＭＣＩ（軽度認知障害）」という

□ 40代から発症し気づかずに進行してしまう人も

□ ＭＣＩのうちに対策できるかが重要に

早めに対策すれば回復する可能性がある

認知機能が低下しているものの、日常生活に支障がない状態を「MCI（軽度認知障害）」といい、早い人では40代から発症がはじまります。MCIに進んでも、早いうちから対策に取り組めば正常な状態に回復する可能性が高まります。

家にこもらず、積極的に外出し趣味やボランティア活動など社会的な活動を心がけると回復する可能性がある。

物忘れが多くなったり、集中力が低下してきたりしたら、早めに医師の診察を受けましょう。

認知症にまで進行すると、回復することは不可能に。早めに予防に取り組むことが大切です。

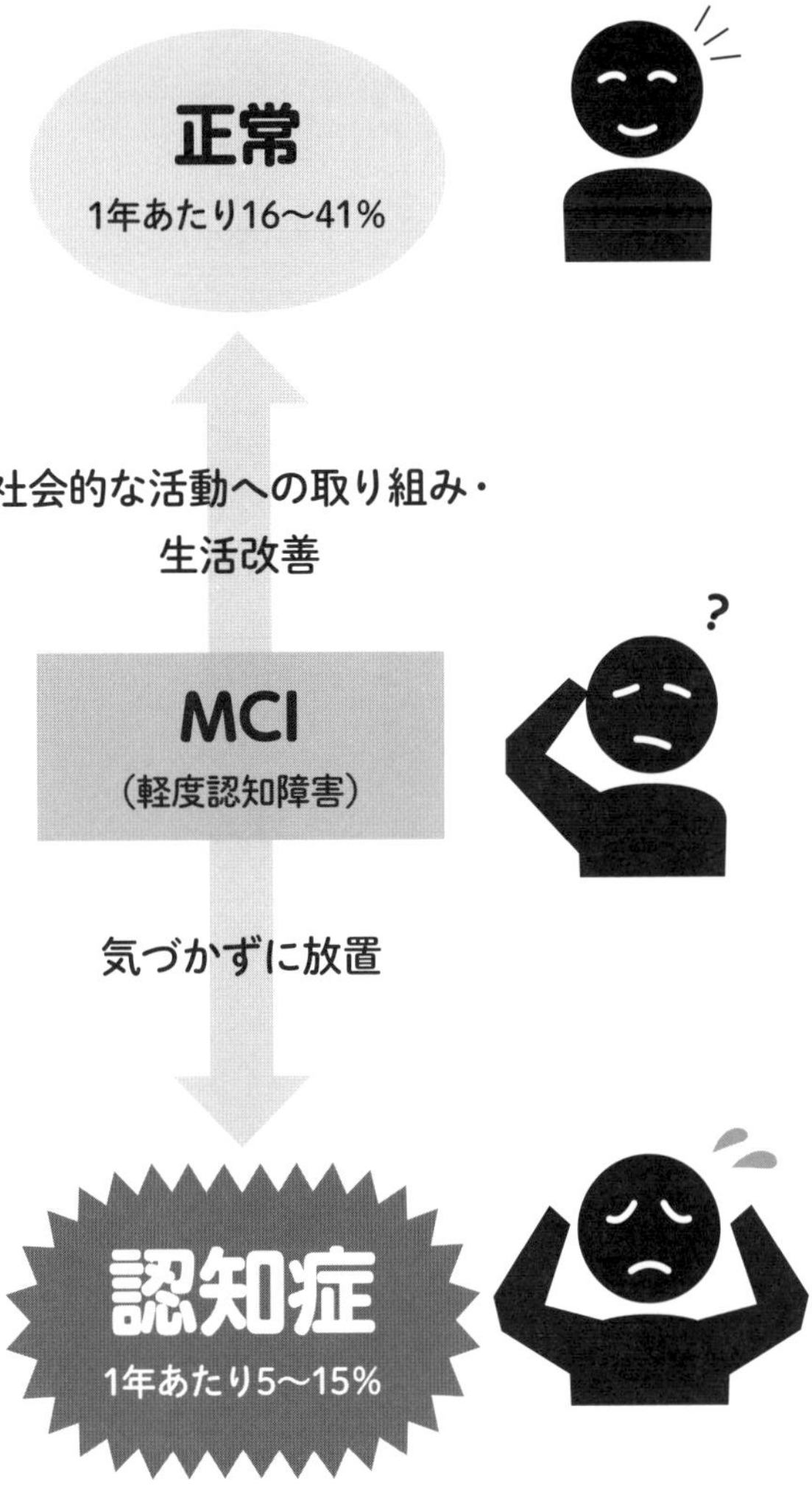

Part 1
06

血管の老化で認知症が発症しやすくなる

POINT

- □ 脳出血や脳梗塞が原因で認知症になる場合がある
- □ 生活習慣病により血管が老化し、動脈硬化に
- □ 40代から生活習慣を良くすることが大切

脳血管性認知症になるしくみ

高血圧や糖尿病などの生活習慣病や、飲酒や喫煙や肥満などのリスク因子によって血管に動脈硬化が起こります。動脈硬化が進行すると、脳出血や脳梗塞などの脳血管障害が起こり、血管性認知症になる可能性が高まります。

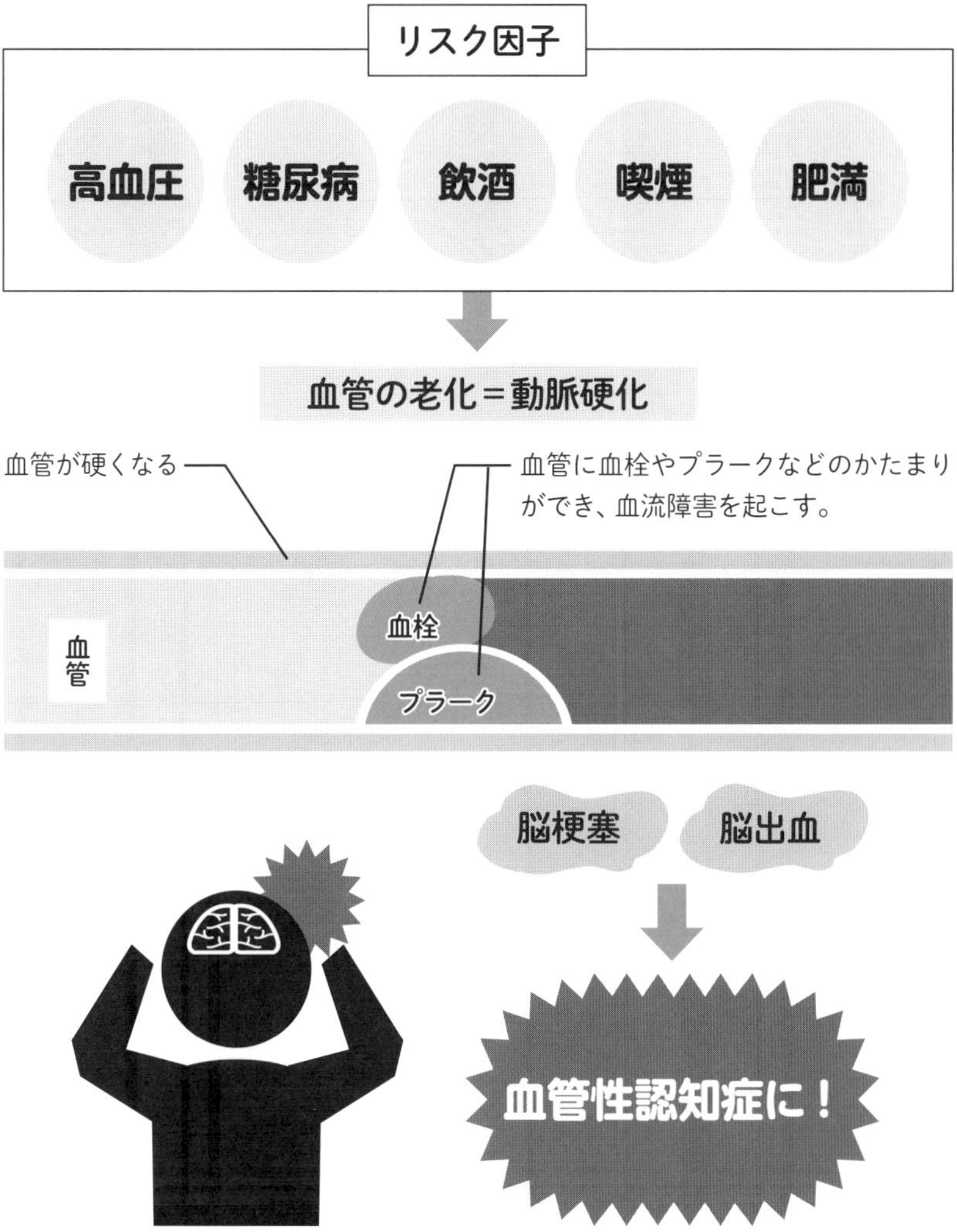

Part 1

07

糖尿病の人は認知症のリスクが2倍に

POINT

- 糖尿病は脳の老化を促進する！
- 正常な人よりも認知症リスクが倍増する
- 糖尿病性認知症という症状にも要注意

糖尿病の人の認知症発症のリスク

糖尿病の人はアルツハイマー型認知症と脳血管性認知症のどちらの認知症にもなるリスクが約2倍あります。

脳血管性認知症

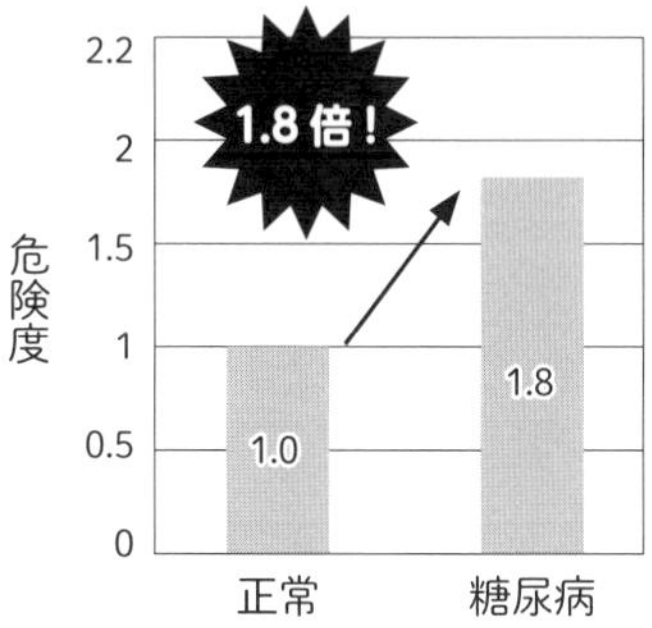

アルツハイマー型認知症

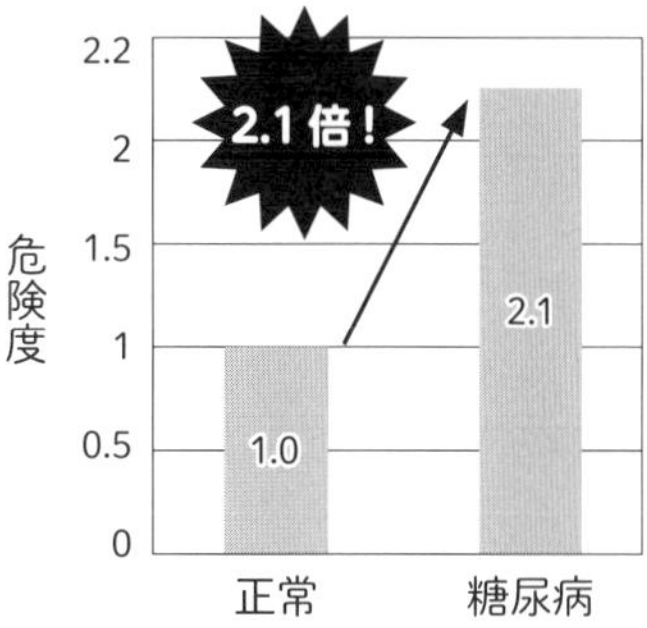

出典：耐糖能レベル別にみた病型別認知症発症の相対危険度 久山町男女1,022人、60歳以上、1988-2003年、多変量調整
Ohara T, et al : Glucose tolerance status and risk of dementia in the community : the Hisayama Study. Neurology, 77 : 1126-1134,2011より作成

「糖尿病性認知症」の特徴

注意力・集中力の低下

火の
つけっぱなし！

アルツハイマー型の記憶障害よりも、注意機能が低下する特徴がある。集中力も低下する。

実行力の低下

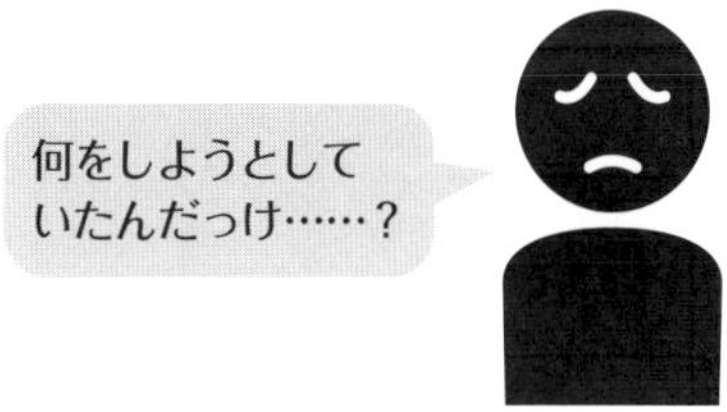
何をしようとして
いたんだっけ……？

できていたことができなくなる、段取りよく作業できなくなるといった、実行力の低下がみられる。

Part 1
08

高血圧の人はもっと危ない！

POINT

- □ 高血圧は脳血管性認知症のリスクを高める
- □ 中年期の「高血圧グレード2」は約10倍のリスクに
- □ 運動をして正常な血圧を保とう！

中年期（50～64歳）における認知症のリスク

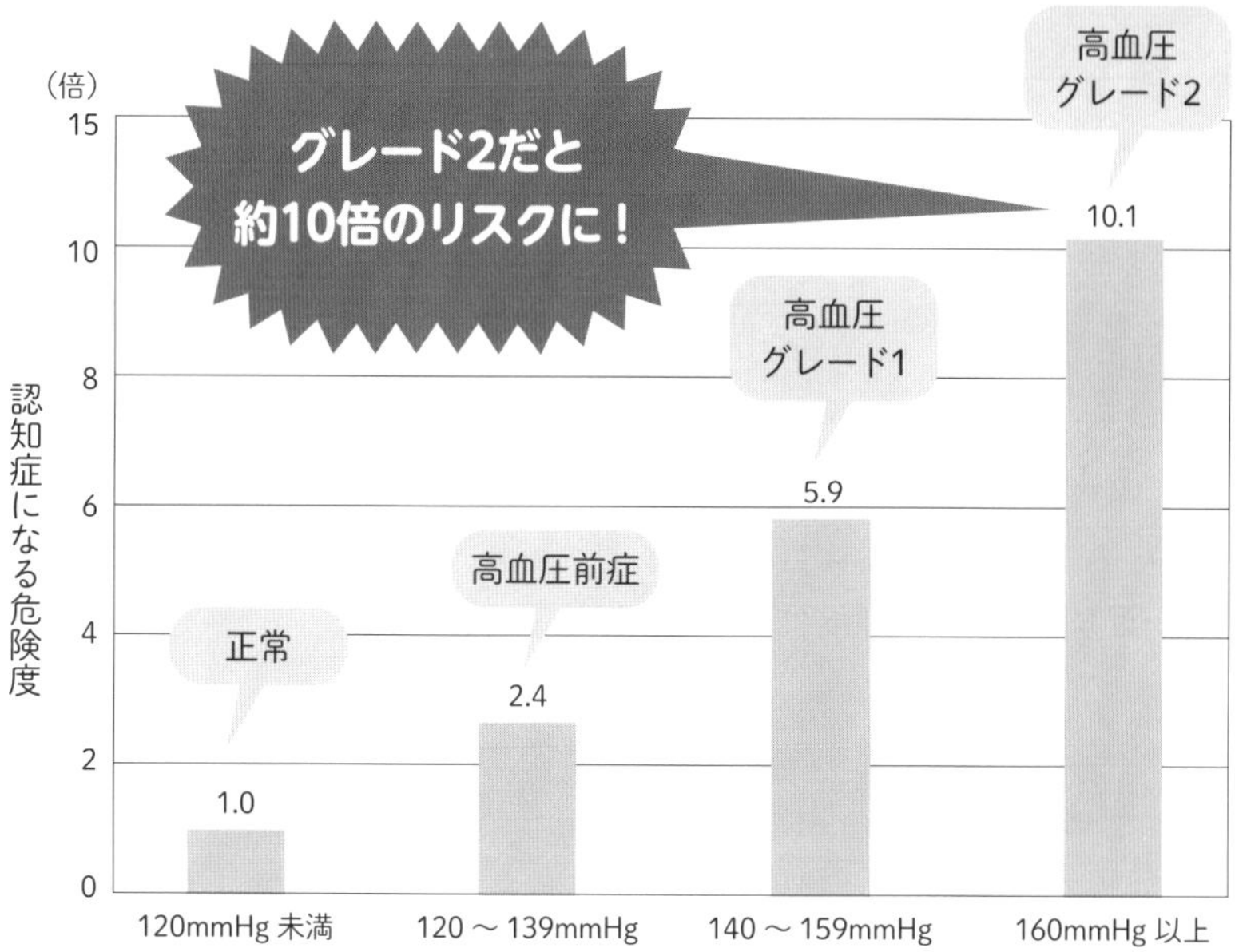

出典：Midlife and Late-Life Blood Pressure and Dementia in Japanese Elderly:The Hisayama Study
Toshiharu Ninomiya et al. Hypertension 2011;58:22-28.

正常血圧120/80mmHg未満を
目指しましょう！

生活の改善
（運動・減塩など）
＋
薬での治療

運動は、有酸素運動（ウォーキング、ジョギング、サイクリングなど）、筋力トレーニング（腹筋、スクワットなど）が効果的です。

Part 1
09

肥満・サルコペニア肥満（隠れメタボ）にも要注意

POINT

- □ 肥満の人は認知症のリスクが1・88倍も！
- □ サルコペニア肥満の人がよりリスクが高い
- □ 筋力をつけることが予防につながる

肥満の人は認知症のリスクが高い

肥満

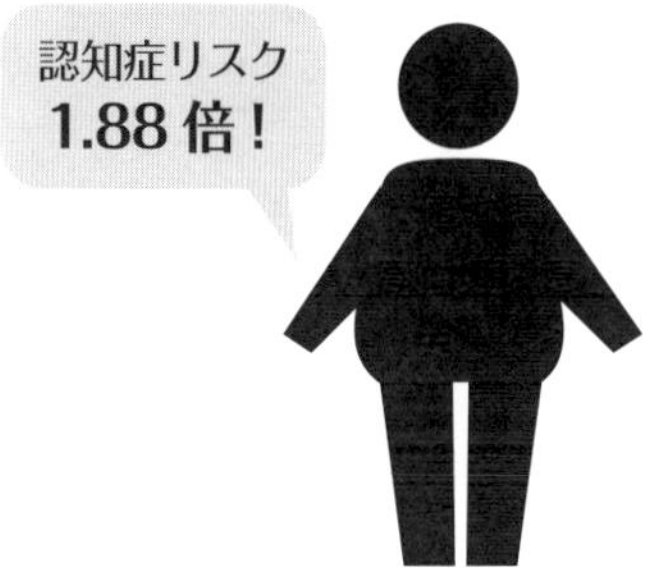
認知症リスク
1.88倍！

肥満の人の認知症になるリスクは1.88倍です。肥満の基準はBMI（ボディマス指数）が25以上で、数値が高いほどリスクは高まります。高血圧・高血糖を防ぐため運動を心がけましょう。

サルコペニア肥満

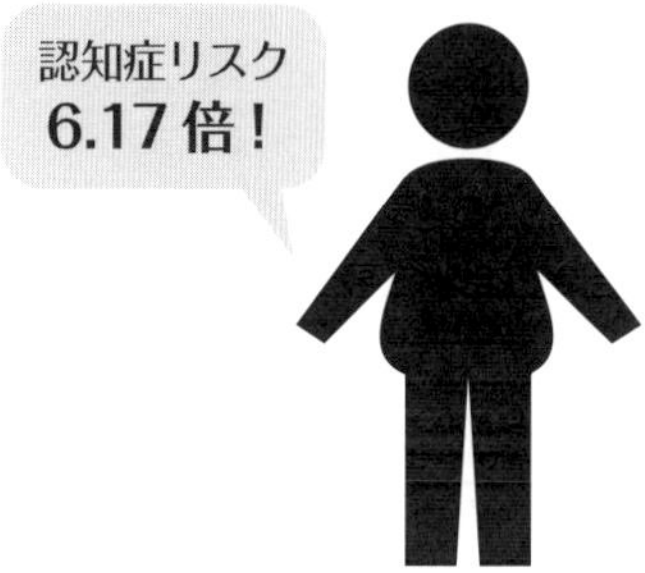
認知症リスク
6.17倍！

筋肉量が少ない状態をサルコペニアといいます。太っていて筋肉が少ない「サルコペニア肥満」の人は認知症になるリスクが正常な人より6倍も高くなります。

出典：「Sarcopenic obesity is associated with cognitive impairment in community-dwelling older adults : The Bunkyo Health Study.」Someya Y et al., Clinical Nutrition vol.41 (5):1046-1051, 2022

サルコペニア肥満はさらに恐ろしい！

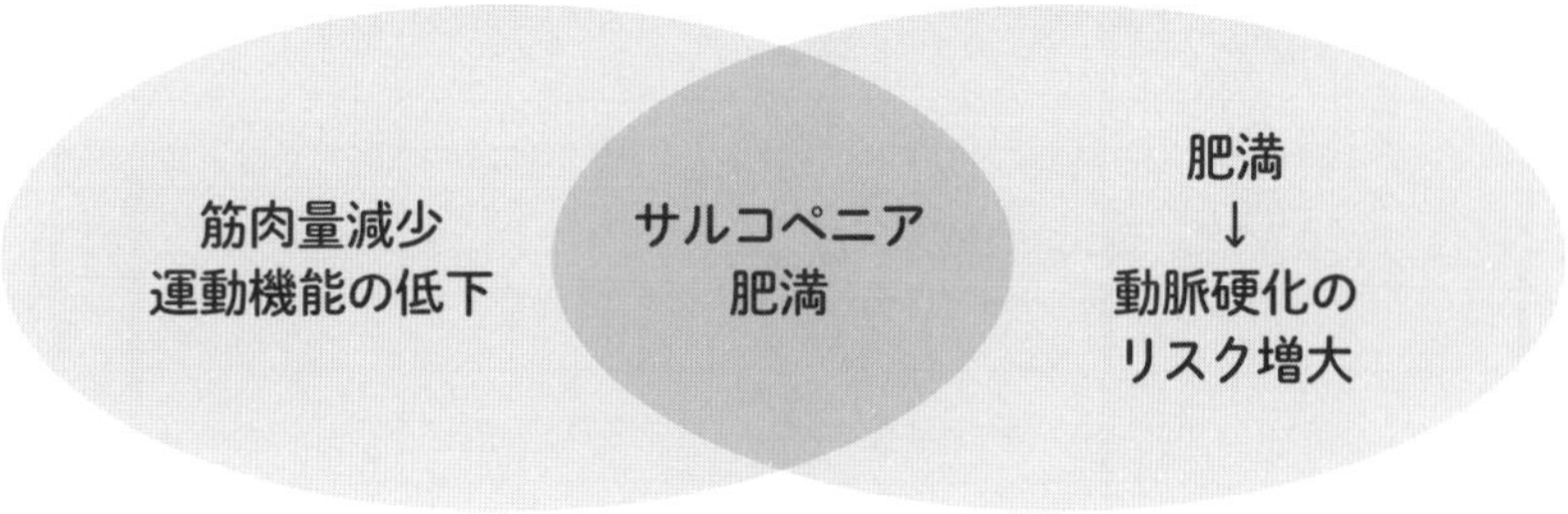
筋肉量減少
運動機能の低下
サルコペニア
肥満
肥満
↓
動脈硬化の
リスク増大

筋力をつけることも認知症予防に！

Part 1
10

認知症は最先端の治療薬でも治らない

POINT

- 治療薬は認知機能の低下を遅らせるためのもの
- 早めに開始するとより効果が出る
- 薬の副作用に注意して自分に合うものを

薬を飲めば進行を遅らせることができる

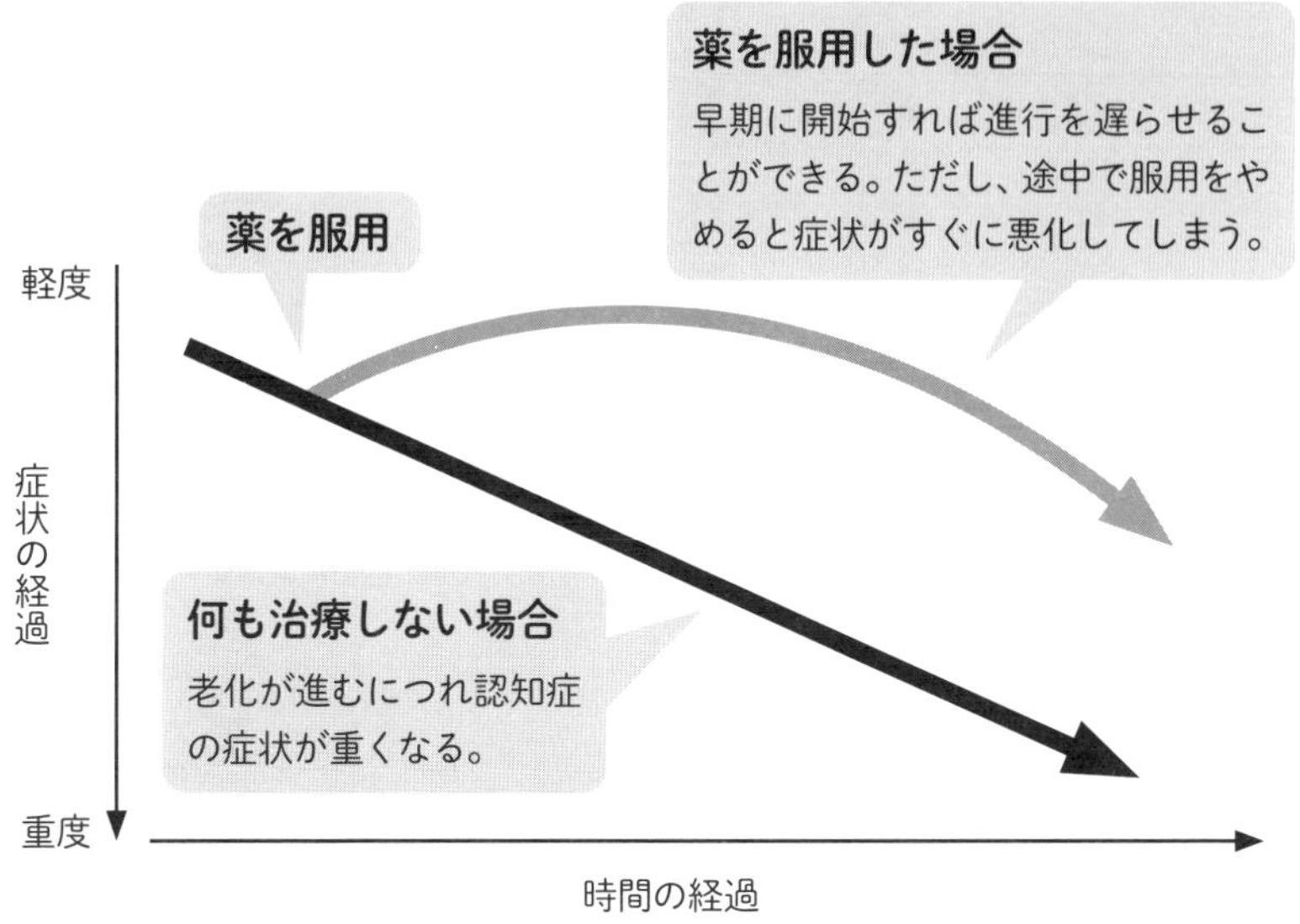
薬を服用した場合
早期に開始すれば進行を遅らせることができる。ただし、途中で服用をやめると症状がすぐに悪化してしまう。
薬を服用
軽度
症状の経過
何も治療しない場合
老化が進むにつれ認知症の症状が重くなる。
重度
時間の経過

出典：平成24年度 厚生労働省 老人保健事業推進費等補助金（老人保健健康増進等事業分）「認知症サポート医等のあり方および研修体系・教材に関する研究事業　事業報告書」より

薬の副作用に注意

薬の種類	副作用
〈コリンエステラーゼ阻害薬〉 ドネペジル　ガランタミン　リバスチグミン	吐き気、食欲不振、下痢、徐脈（脈が遅くなる）、不整脈、興奮　など
〈NMDA受容体拮抗薬〉 メマンチン	めまい、ふらつき、眠気、頭痛、血圧上昇、食欲不振、下痢　など
〈アミロイドβ凝集体モノクローナル抗体〉 レカネマブ（2023年発売・最新薬）	頭痛、発熱、吐き気、脳浮腫、脳出血など

Part 1
11

食生活や運動習慣でいかに予防するかが重要

POINT

- □ 認知症予防は食事・運動・薬の3つが大切
- □ 糖尿病や高血圧、肥満の管理をしっかりと行う
- □ 生活習慣を見直して老化の進行を遅らせよう

運動・食事・薬が認知症予防のポイント

認知症を予防するためには、適度な運動、バランスのとれた食事、薬の服用の３つが重要です。認知症のリスクを高める糖尿病や高血圧、肥満などの予防にもつながり、老化の進行を遅らせます。

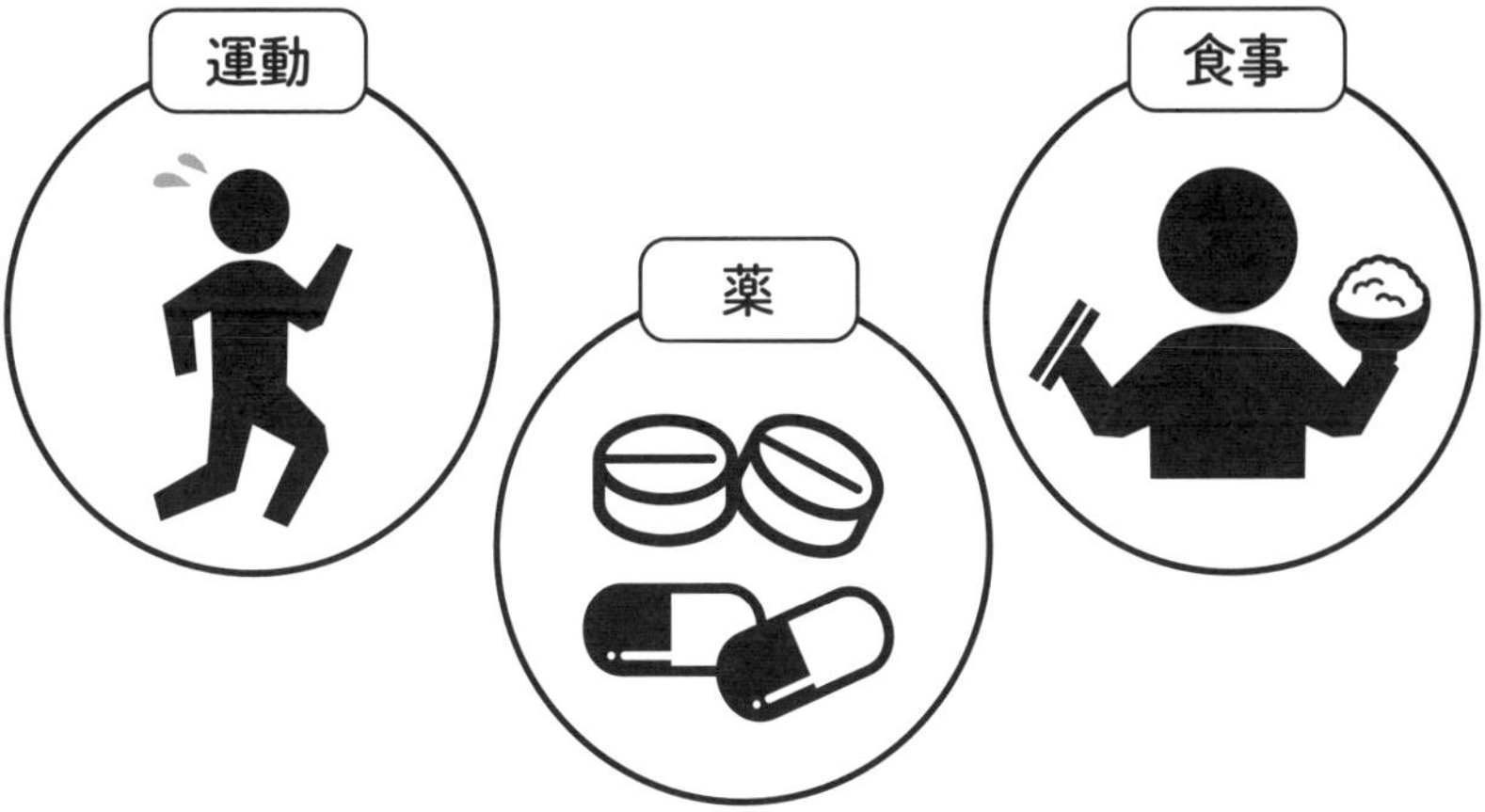

糖尿病・高血圧・肥満の管理

↓

認知症の予防に！

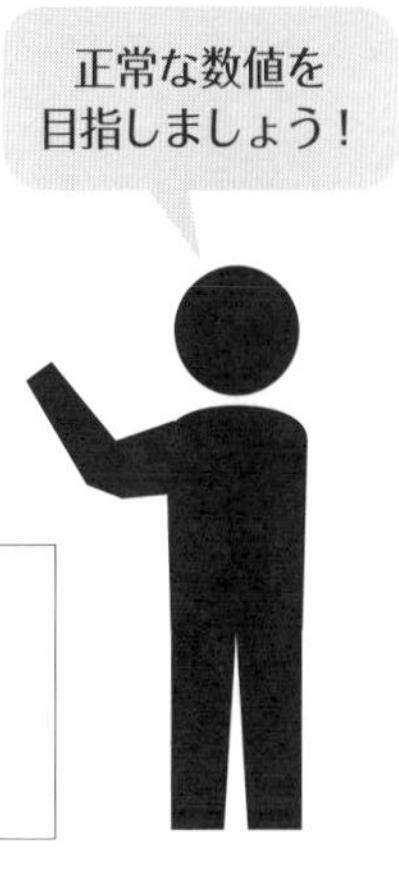

正常な血糖値：70～110mg/dL
正常な血圧：120/80mmHg未満
正常なBMI：25未満

第2章

認知症のリスクを減らす食べ方の習慣

認知症を引き起こす原因となる生活習慣病を防ぐために、食生活を整えることが重要です。認知症予防になる食材や、控えたい食材、今すぐできる食べ方の工夫などを紹介します。

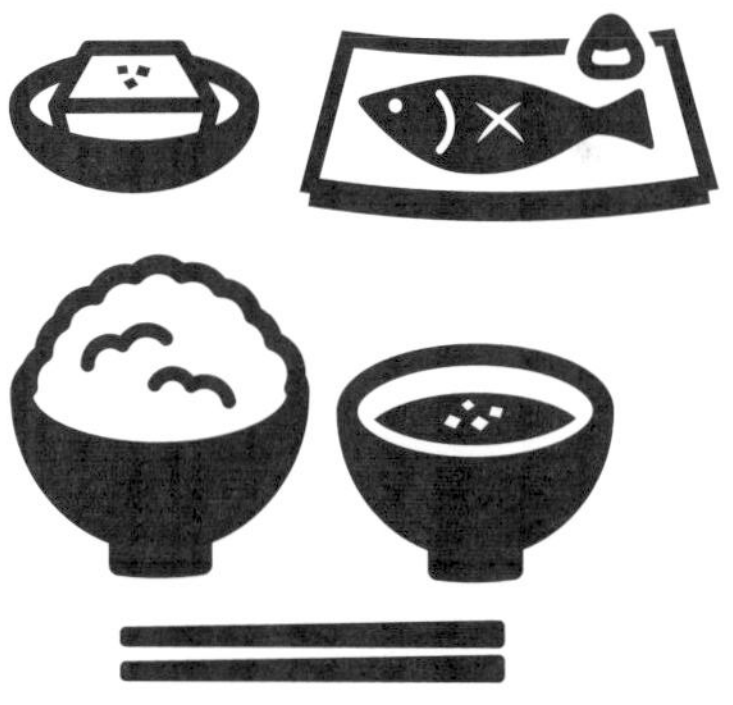

Part 2

01 いろいろな食材をバランスよく食べる

POINT

- □ 同じようなものを食べ続けると認知症リスクUP
- □ 主食、主菜、副菜、汁物をしっかりとる
- □ 多くのジャンルの食品をとるべし

いろいろな食材をとれる食事にする

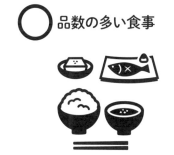

○ 品数の多い食事

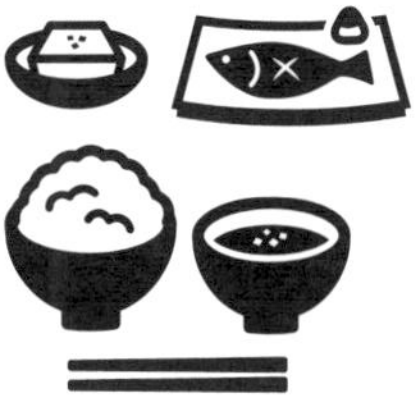

主食・主菜・副菜・汁物などがそろった献立を心がけましょう。バランスよく栄養をとることができます。

△ 偏った・単品の食事

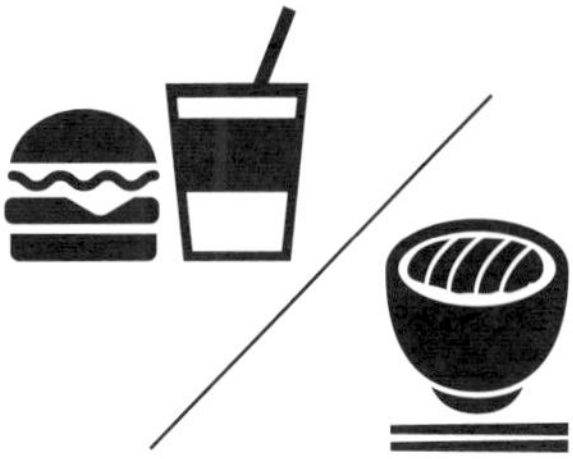

ファストフードや丼ものだけといった単品の食事は栄養が偏り、認知機能が低下しやすくなります。

バランスよく食べるためのチェックリスト

下記のリストは日本人における食事多様性の新定量指標であるQUANTIDD（食多様性スコア）の食品群です。日々の食事や食材の偏りを確認しましょう。

- □ 穀類
- □ いも・でんぷん類
- □ 卵類
- □ 肉類
- □ 魚介類
- □ 乳類
- □ 野菜類
- □ 果実類
- □ 豆類
- □ 種実類
- □ きのこ類
- □ 海藻類
- □ 油脂類
- □ 調味料・香辛料類
- □ 調理済み流通食品類
- □ 菓子類
- □ 砂糖・甘味類

多くの栄養素をとれているか、
リストを使ってチェックする習慣づけを！

Part 2

02

一日の塩分は小さじ1杯分が理想

POINT

- ふだんの食事は塩分が多くなりがちなため要注意
- 塩分は血圧を高くし、認知症を引き起こす
- 塩分量を一日6g以内に収める努力をしよう

塩分の多い食生活は認知機能低下につながる

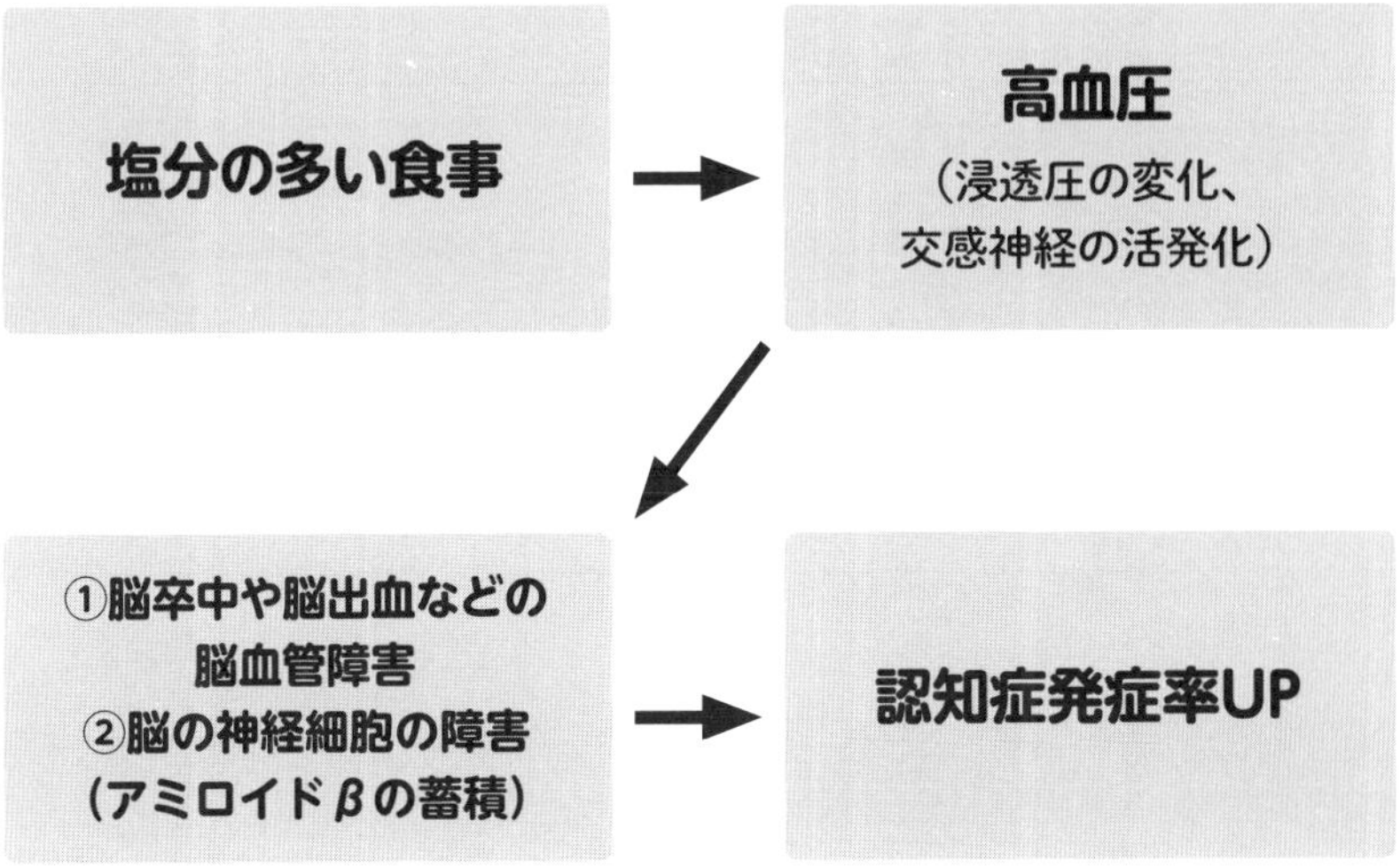

塩分の多い食事は高血圧を引き起こし、
脳へも大きなダメージを与える。

一日の塩分摂取量は小さじ１杯で十分

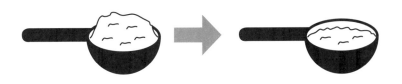

現代の日本人の塩分平均摂取量
約10ｇ

理想的な塩分摂取量
6g以下

Part 2
03

塩分が多い食材は控える

POINT

- 和食には塩分の多い食品が多いため要注意
- ごはんのお供（梅干しや漬物など）は控える
- インスタント食品には1食で一日分の塩分が含まれる

塩分の多い食品に要注意

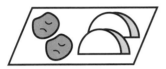

漬物や梅干し
塩分量2.0ｇ／梅干し1個

塩鮭
塩分量1.4ｇ／ひと切れ

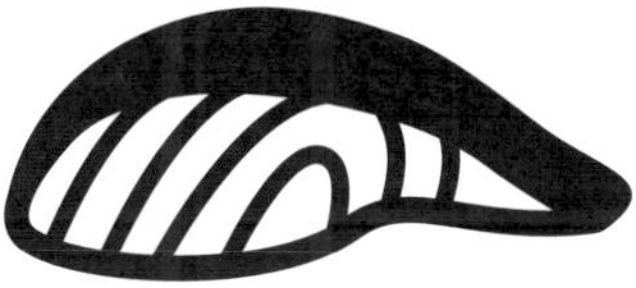

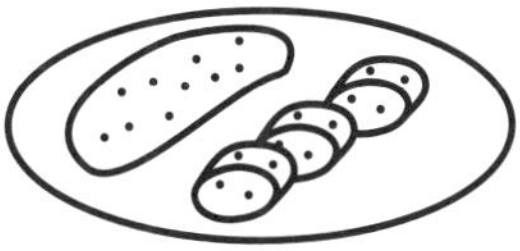

辛子明太子
塩分量2.2ｇ／半腹

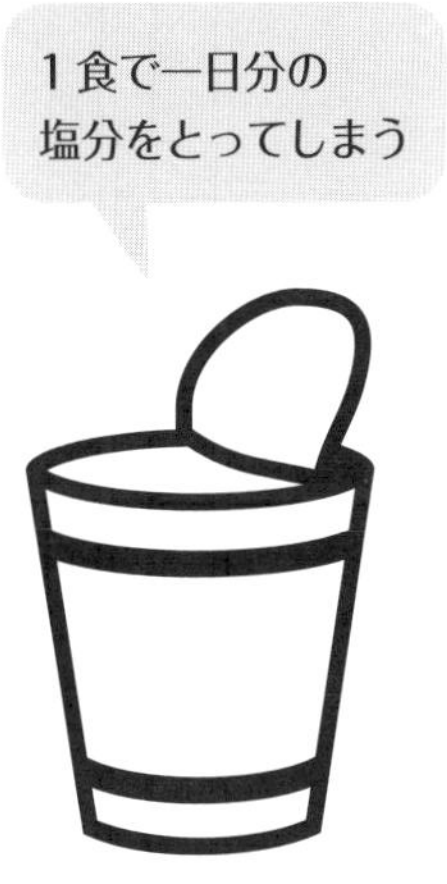

インスタント食品
塩分量5ｇ以上／1食

さらにポイント！

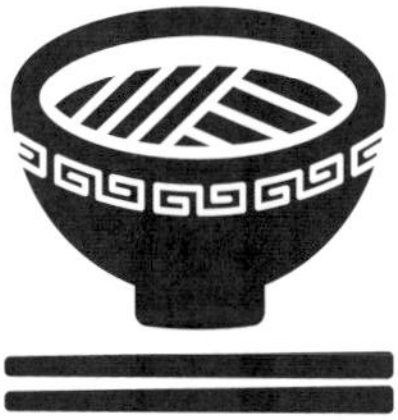

麺類のつゆを残す

麺類の塩分の多くはつゆに含まれます。ラーメンやうどんなどのつゆを残すだけでも大幅な塩分カットになります。

Part 2

04

減塩タイプのしょう油・味噌を使う

POINT

- □ 減塩タイプの調味料は塩分対策の強い味方
- □ だしや薬味のうまみを活かす料理を意識する
- □ 味噌汁は具材たっぷりでつくるのがおすすめ

おいしく塩分カットをする方法

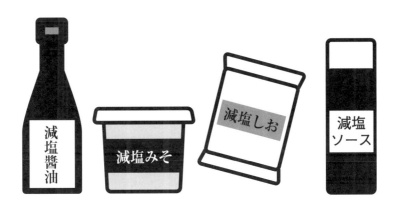

減塩タイプの調味料を使う

しょう油や味噌、ソースなどには数多くの減塩タイプがあるため、積極的に使いましょう。

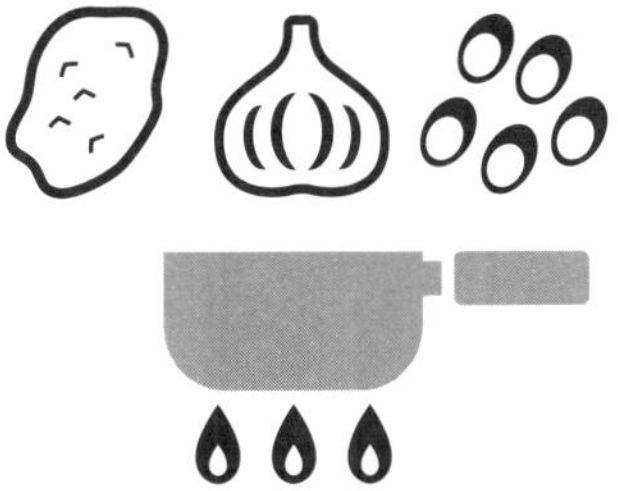

だしや薬味の味を活かす

うまみの強いだしを使ったり、ショウガやネギなどの薬味を使ったりするとおいしく塩分カットできます。

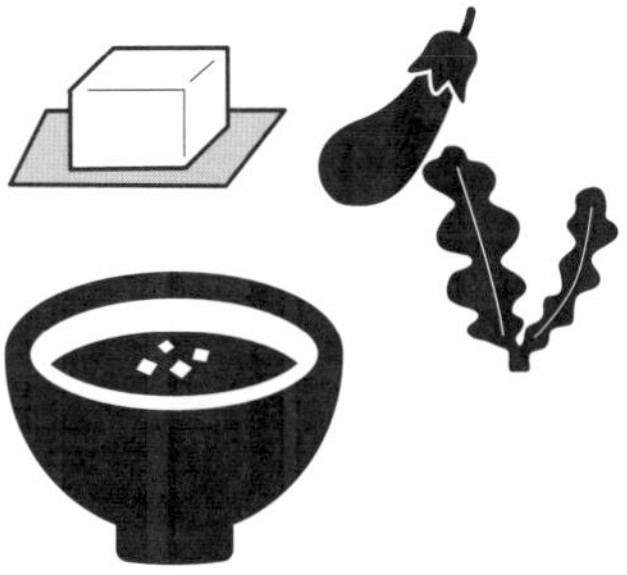

味噌汁は具だくさんにする

具材をたくさん入れると汁気が少なくてすむため、塩分カットに効果的です。カリウムが豊富に含まれた具材（ナス、ワカメ、豆腐など）にすると、塩分の排泄作用が期待できます。

Part 2
05

糖質が多い食材を知り、とりすぎに注意する

POINT

- □ 糖質の一日の摂取量は130〜200gが目安
- □ 糖質が多いものは食べすぎに注意する
- □ 穀類やいも類は糖質が全体的に多い

糖質が多い食材とは？

糖質のとりすぎは血管や脳の老化を進める「糖化」を招きます。糖質が多い食材を知り、日々の食事でのとりすぎに注意しましょう。穀類やいも類などは全体的に糖質が高めです。

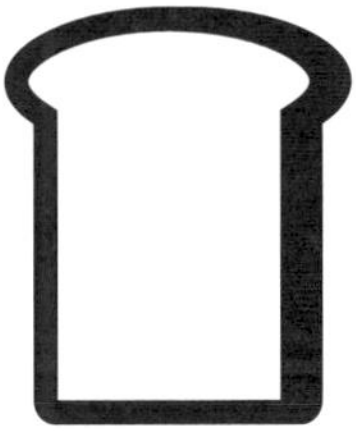

食パン
6枚切り1枚60ｇ
糖質26.6g

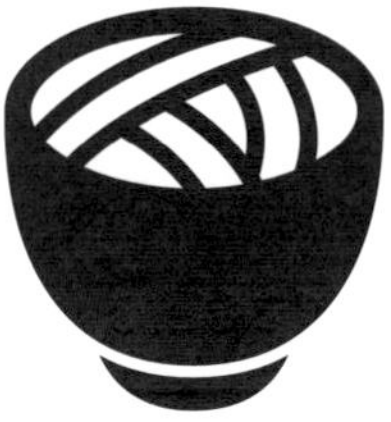

うどん
ゆで麺1玉250ｇ
糖質52.0ｇ

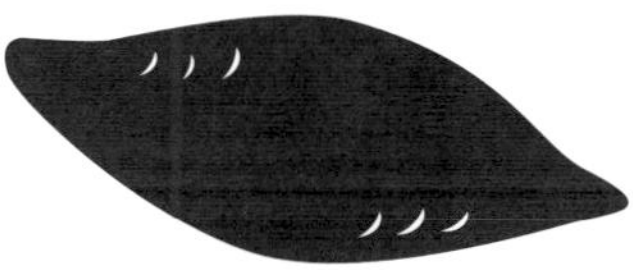

さつまいも
100g（中2分の1本）
糖質30.3g

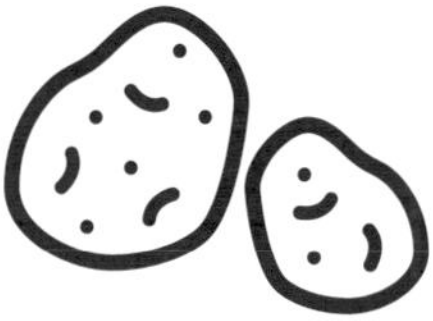

じゃがいも
100g（小1個）
糖質16.3g

はちみつ
21g（大さじ1）
糖質16.7g

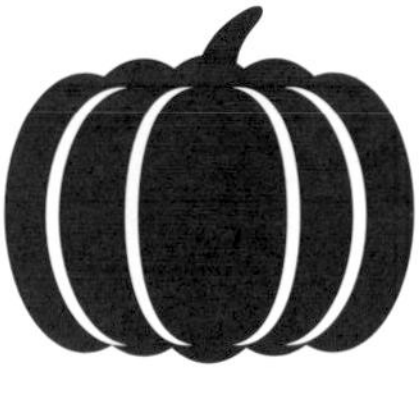

西洋かぼちゃ
120g（8分の1個）
糖質20.5g

『日本食品標準成分表 2015 版』より

Part 2
06

ごはんを減らしておかずを増やす

POINT

- □ ごはんは小さめの茶碗を使い、食べすぎを防ぐ
- □ 糖質の少ないおかずを多く食べる
- □ 食物繊維の多い食材は血糖値の上昇を防ぐ

糖質を食べすぎないように工夫する

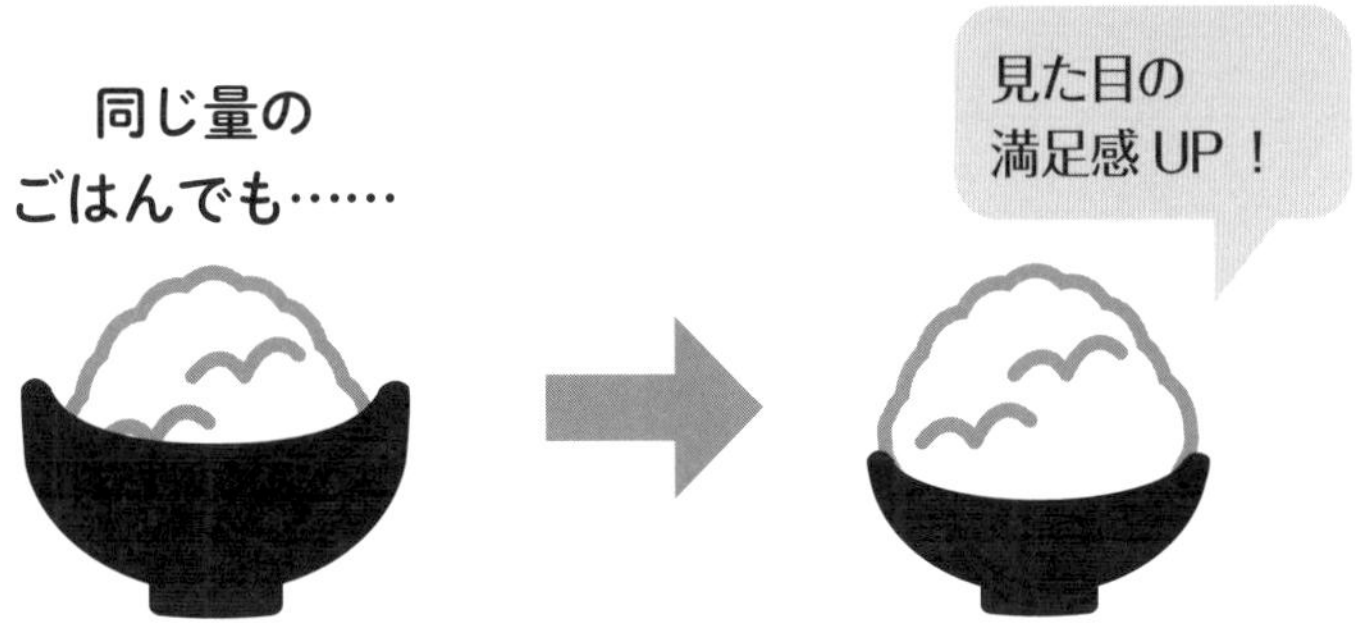
同じ量の
ごはんでも……
見た目の
満足感UP！

ごはん茶碗を小さくすると、量を減らしても満足感を得やすくなります。無理に我慢するより長続きできる方法を選びましょう。

主食をおかずに置き換えて糖質摂取量を減らす

下記のおかずを食べることで、糖質のとりすぎを防げます。きのこのほかに野菜、海藻など、食物繊維の多い食材も意識的に食べましょう。

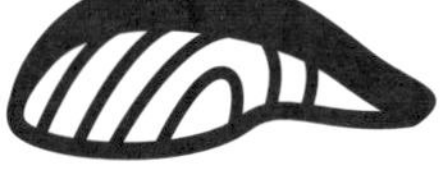

魚（鮭）
糖質0.1ｇ／100ｇ

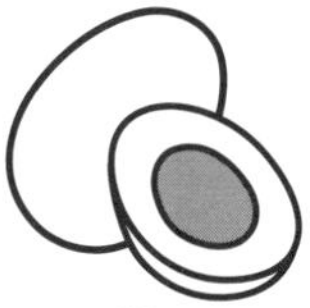

卵
糖質0.4ｇ／100ｇ

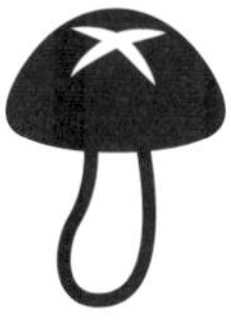

きのこ
糖質2.6ｇ／100ｇ

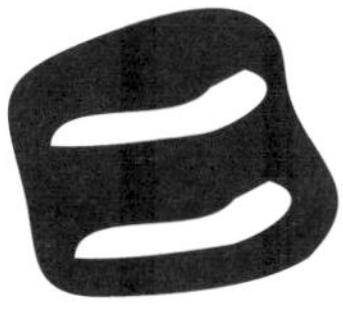

肉（鶏もも肉）
糖質0ｇ／100ｇ

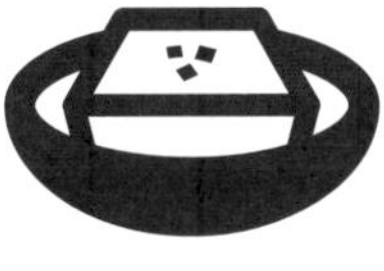

大豆製品（木綿豆腐）
糖質0.4ｇ／100ｇ

Part 2
07

パンや麺類もなるべく控える

POINT

- □ 糖質をとりすぎると血糖値が急上昇する
- □ パンやパスタなどの小麦食品にも要注意
- □ 消化が遅い米や、食物繊維が豊富なそばを食べよう

食後に血糖値が急上昇するグルコース・スパイク

食後の血糖値が急上昇・急降下することをグルコース・スパイクといいます。グルコース・スパイクがある人は糖尿病になりやすく、認知症のリスクも高まります。食べる速度が速い人や炭水化物中心の食事が多い人は注意しましょう。

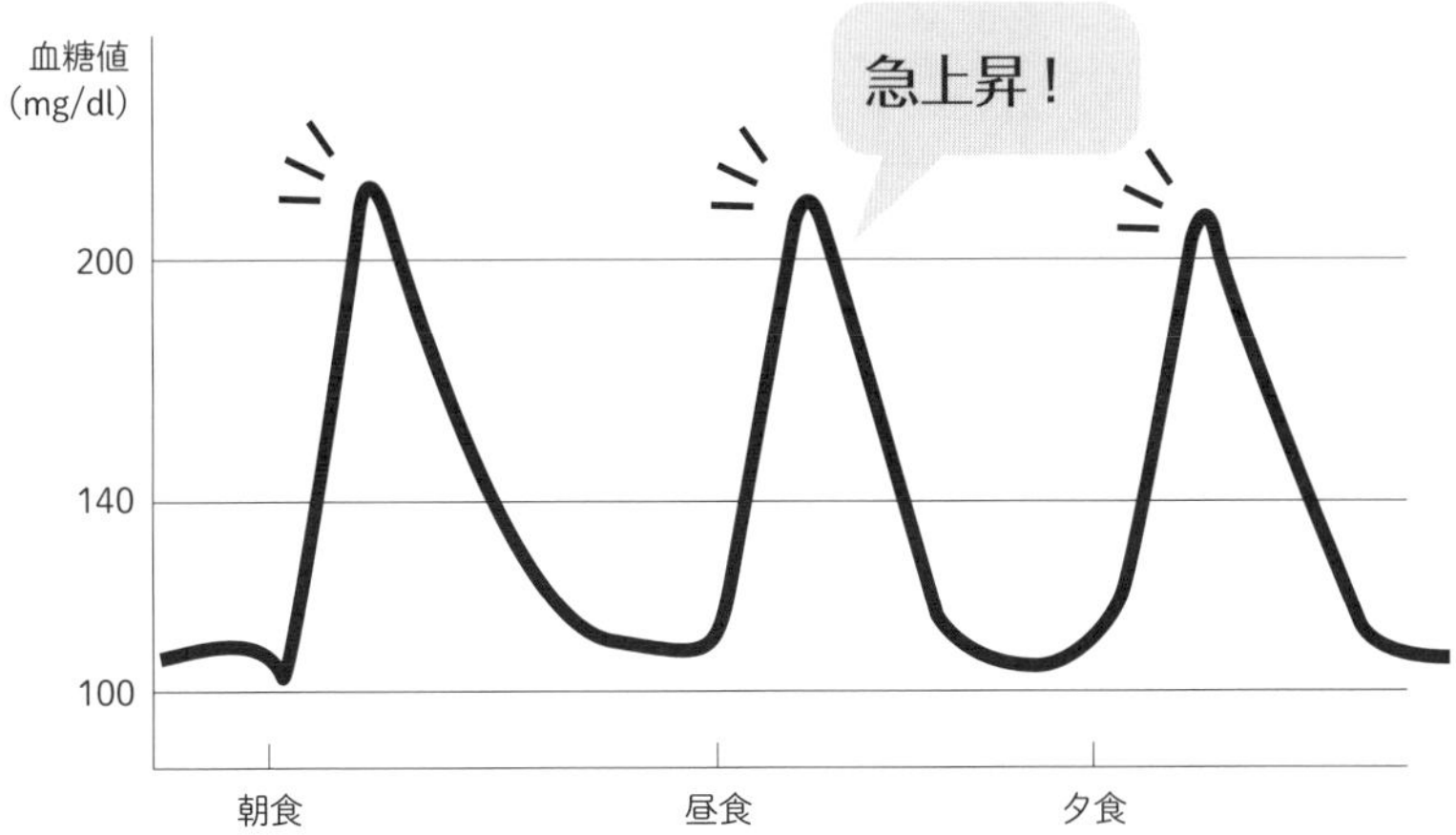

主食は米やそばにする

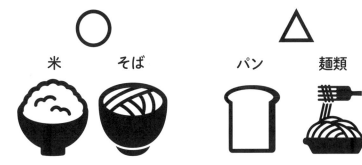

○

米　そば

米はゆっくり消化されるため血糖値の上昇がゆるやかです。そばは食物繊維が豊富で動脈硬化を防ぐ成分が含まれています。

△

パン　麺類

パンや麺類は糖質が高い小麦を粉状にしているため、消化・吸収が早く、血糖値が上がりやすい食品です。

Part 2
08

汁物→おかず→主食の順で食べる

POINT

- □ 食べ順を守ると血糖値の上昇がゆるやかになる
- □ 食物繊維が多い汁物から手をつけよう
- □ ごはんは食事開始20分以降に食べるのがベスト

食べる順番に気をつけると血糖値が上がりにくい

空腹の状態で糖質の高い主食を食べると血糖値が急上昇します。まずは糖質の少ない汁物や副菜、おかずを食べ、食事を開始してから20分以降に主食を食べると、血糖値の上昇をおさえることができます。

①汁物・副菜

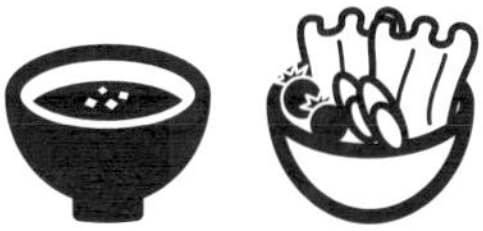

・野菜やきのこ類は食物繊維が豊富。

・胃をほどよく膨らませる。

・食物繊維は血糖値を上げにくい効果アリ。

②主菜

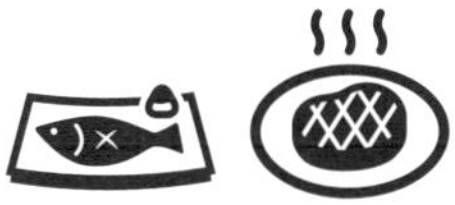

・肉や魚はたんぱく質と脂質が豊富。

・消化管からホルモンが分泌され、満腹感が高まる。

③主食

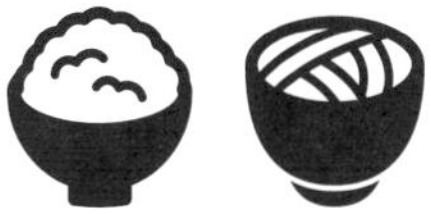

・食べても血糖値が上がりにくい。

・食べる量が少なくても満足感が高い。

Part 2
09

糖質が多い調味料に気をつける

POINT

- □ 食材だけでなく調味料の糖質にも要注意
- □ 砂糖やみりん、ケチャップには糖質が多い
- □ 味付けは薄口しょう油やだし、米酢《こめず》がおすすめ

注意したい糖質が多い調味料

砂糖たっぷりの味付けにすると糖質が多くなってしまいます。糖質オフの調味料を使うなどの工夫を心がけましょう。

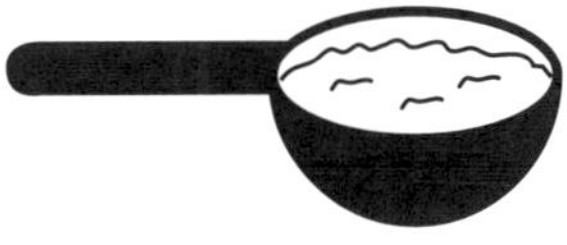

砂糖
糖質8.9g／大さじ1杯

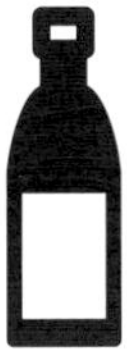

みりん
糖質7.8g／大さじ1杯

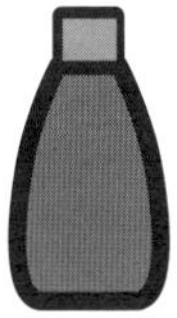

トマトケチャップ
糖質4.7g／大さじ1杯

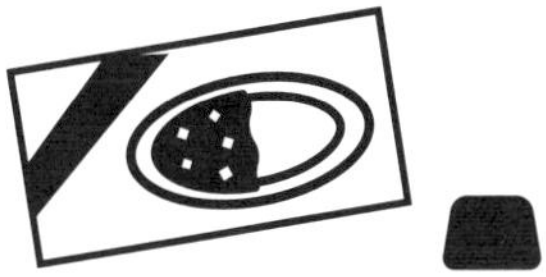

カレールウ
糖質7.7g／1かけ

取り入れたい糖質の少ない調味料

普段のしょう油を薄口しょう油に、甘味はだしのうまみに、穀物酢は米酢にするといいでしょう。

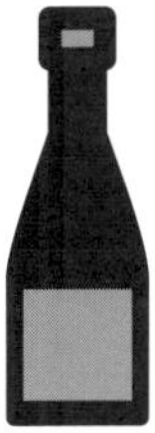

薄口しょう油
糖質1.0g／大さじ1杯

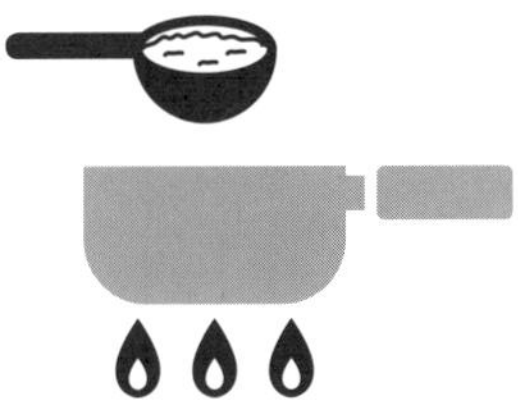

だし（かつおだし）
糖質0g／大さじ1杯

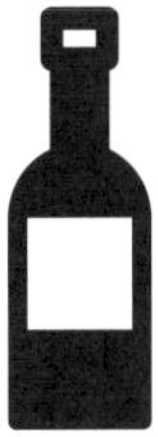

米酢
糖質1.1g／大さじ1杯

Part 2
10

朝、食欲がない人はバナナかリンゴを食べる

POINT

- 朝のバナナかリンゴで血糖値の変動がゆるやかに
- バナナの香り成分が免疫力を高めてくれる
- リンゴのポリフェノールは老化防止に役立つ

バナナとリンゴは健康な体づくりにうってつけ

リンゴとバナナは血糖値の上昇をゆるめ、肥満の予防にもつながります。食欲がない日や、小腹が空いたときなどに食べたい食材です。

バナナ

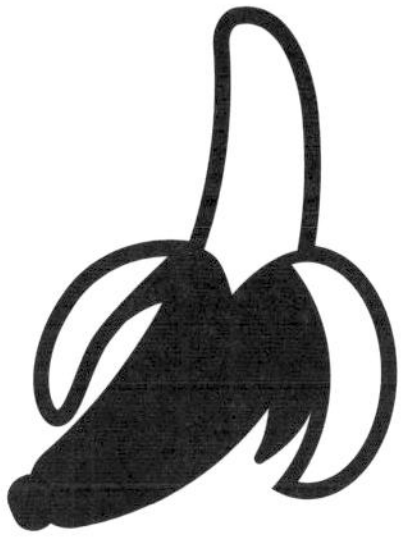

バナナには、香り成分のオイゲノールが含まれており、免疫力を高める働きがあります。その効力は48時間も持続するといわれています。

リンゴ

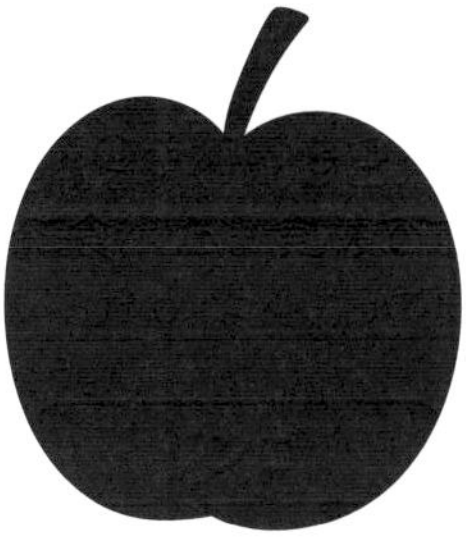

リンゴには、活性酸素の働きを抑制して体の老化を防ぐポリフェノールがたくさん含まれています。皮の下に凝縮されているため、よく洗って皮ごと食べましょう。

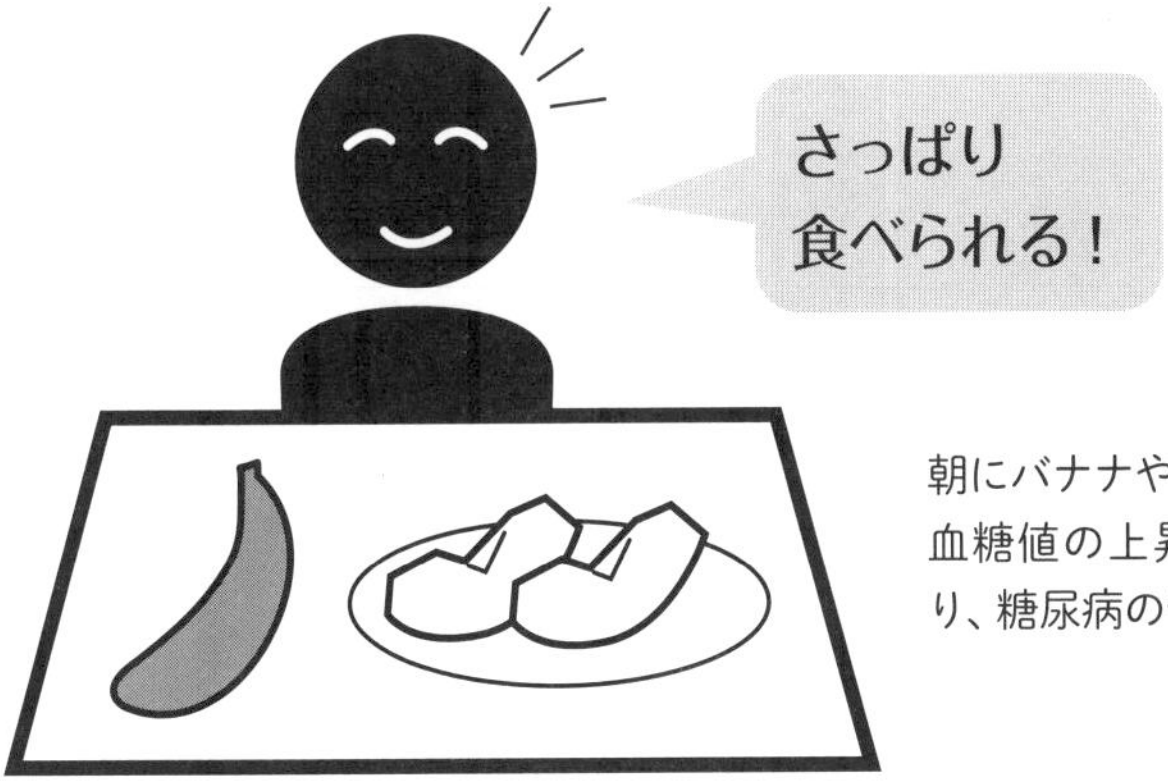

朝にバナナやリンゴを食べると血糖値の上昇がゆるやかになり、糖尿病の予防になる。

Part 2

11

おやつは14〜15時に食べる

POINT

- □ 体内物質ビーマル1《ワン》は余った栄養を脂肪として蓄える
- □ ビーマル1は深夜から朝にかけて多く分泌される
- □ おやつはビーマル1の分泌量が少ない昼すぎに

ビーマル１が多いと脂肪が溜まりやすくなる

ビーマル１は、余った脂質や糖質の分解を脂肪として蓄える働きがあります。夜から朝にかけて数値が高いため、この時間に食べると太りやすくなります。

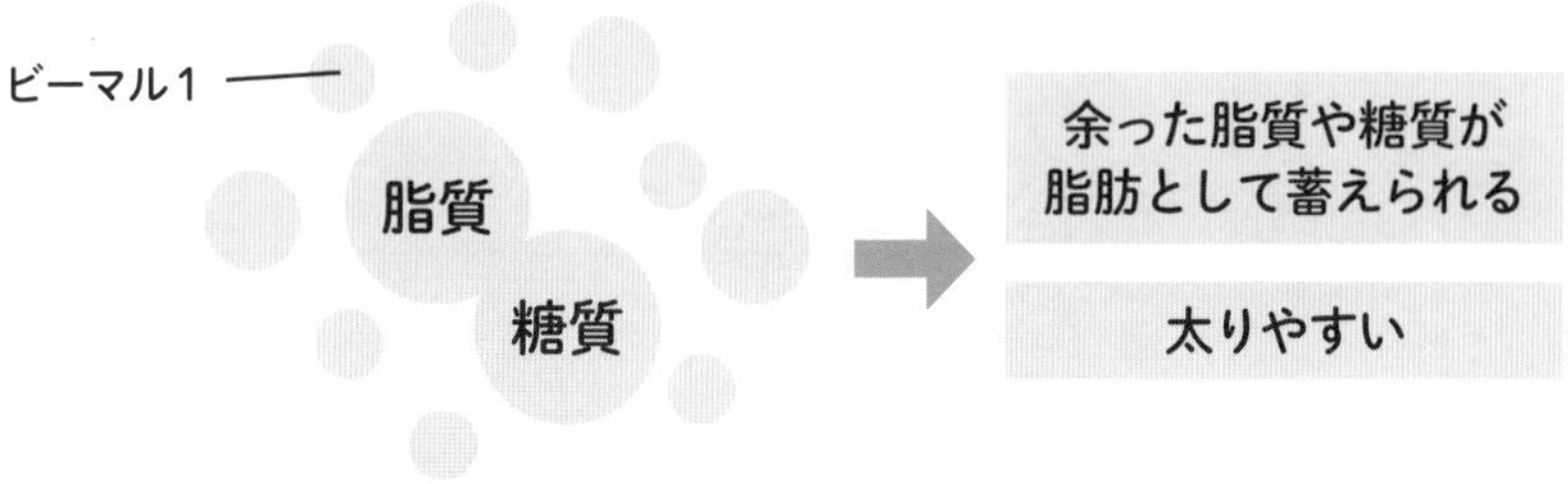

昼過ぎがもっとも太りにくい時間帯

一方で、14～15時ごろはビーマル１の数値が低くなり、この時間に間食をとることで脂肪が過剰に蓄えられるのを防ぐことができます。甘いおやつを食べる場合は、ビーマル１が少ない時間に食べましょう。

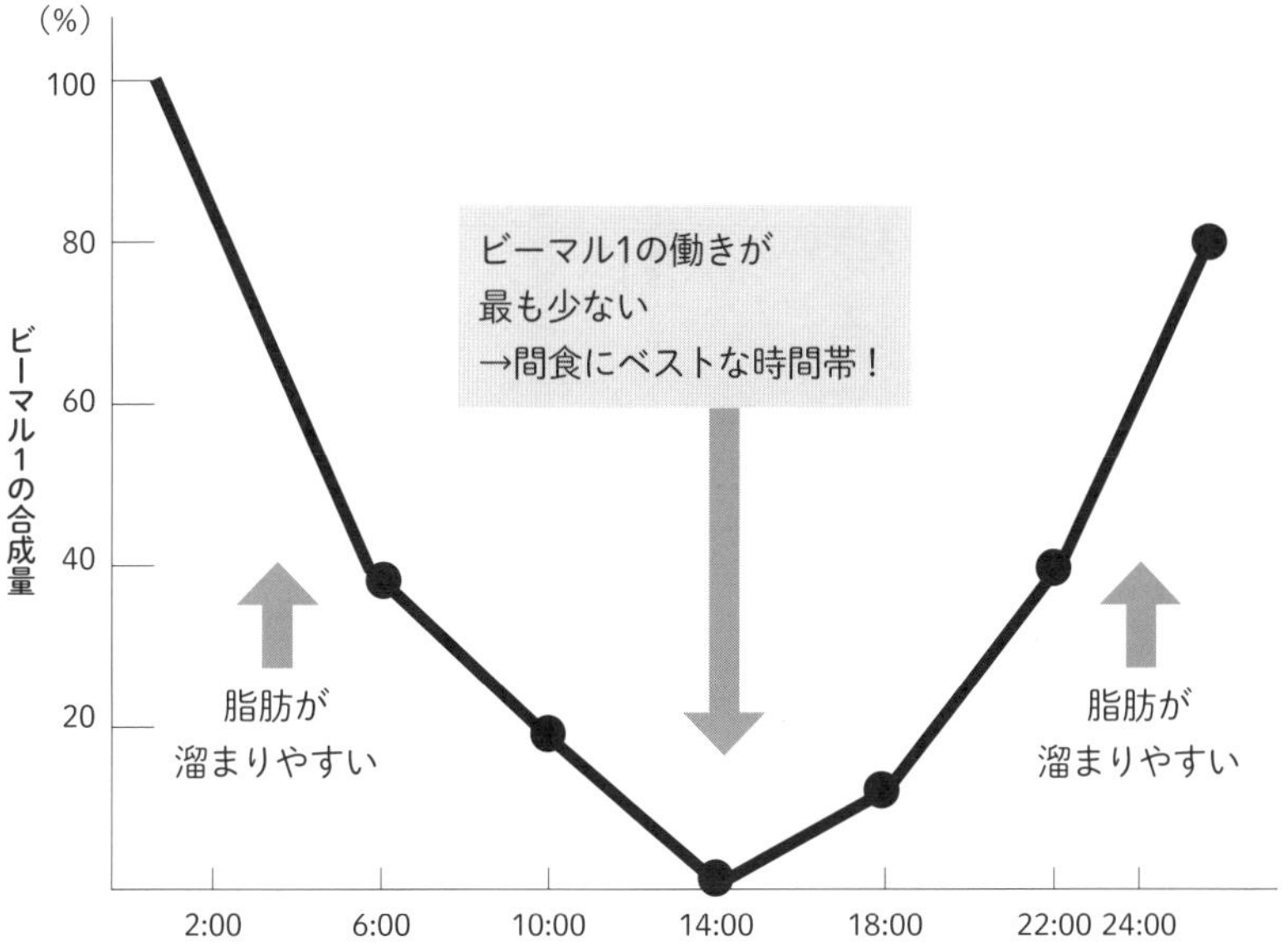

Part 2
12

体にいい油をとる

POINT

□ 脳は約6割が脂質で構成されている

□ 脳の健康には適量の脂質をとることが重要

□ 不飽和脂肪酸は認知症予防によい効果がある

認知機能のためには不飽和脂肪酸をとる

脳を構成している成分は6割が脂質

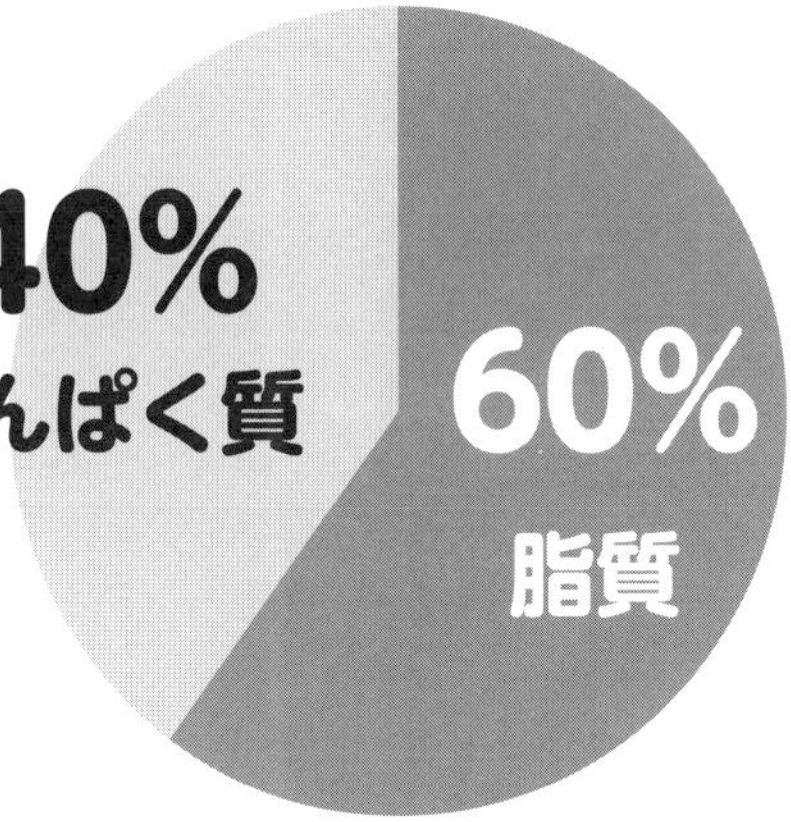

○

不飽和脂肪酸
（常温だと液状）

脳がやわらかくなる！

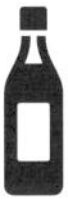

オリーブオイル
（オレイン酸）

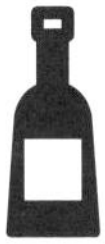

エゴマ油・アマニ油
（α-リノレン酸）

魚の脂
（DHA・EPA）

△

飽和脂肪酸
（常温だと固形）

脳が硬くなる！

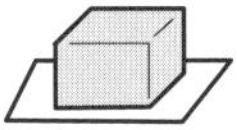

バター

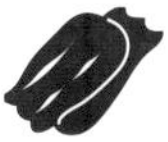

豚の脂身

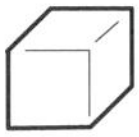

ラード

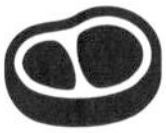

牛の脂

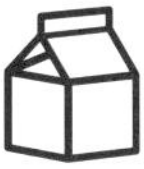

生クリーム

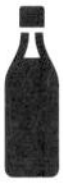

パーム油

Part 2

13

ふだんの油は オリーブオイルがおすすめ

POINT

- □ オリーブオイルはオレイン酸が豊富な油
- □ 加熱に強く、長期保存しても酸化しにくい
- □ 含有するポリフェノールもボケ予防に効果的

オリーブオイルは気軽に使える脳にいい油

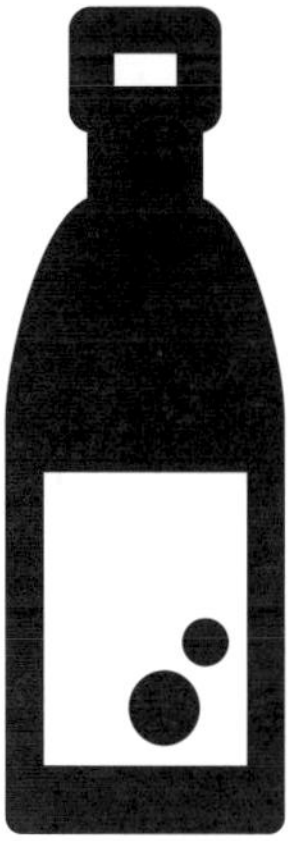

オレイン酸が豊富

ポリフェノールが
含まれている

オレイン酸の特徴

・加熱に強い

・酸化されにくい

・血中コレステロール値を下げる

ポリフェノールの特徴

・活性酸素の働きを抑制し、体の老化を防ぐ

・アミロイドβの蓄積を抑える

Part 2

14

肉よりも魚をよく食べる

POINT

- □ 魚は認知機能にとって重要なDHA《ドコサヘキサエン酸》を多く含む
- □ DHAを効率的にとるには青魚を刺身で食べる
- □ 青魚は心血管病を予防するEPA《エイコサペンタエン酸》も豊富

魚には認知機能にいい成分がたくさん含まれる

DHA

記憶をつかさどる「海馬」に多く含まれ、認知機能に欠かせない成分です。

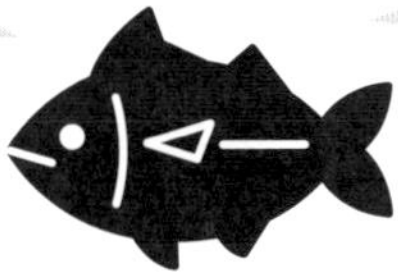

EPA

血栓を防ぐ効果があり、脳の血管が詰まるリスクを低下させます。

脳にいい成分を効果的にとるなら青魚を生で

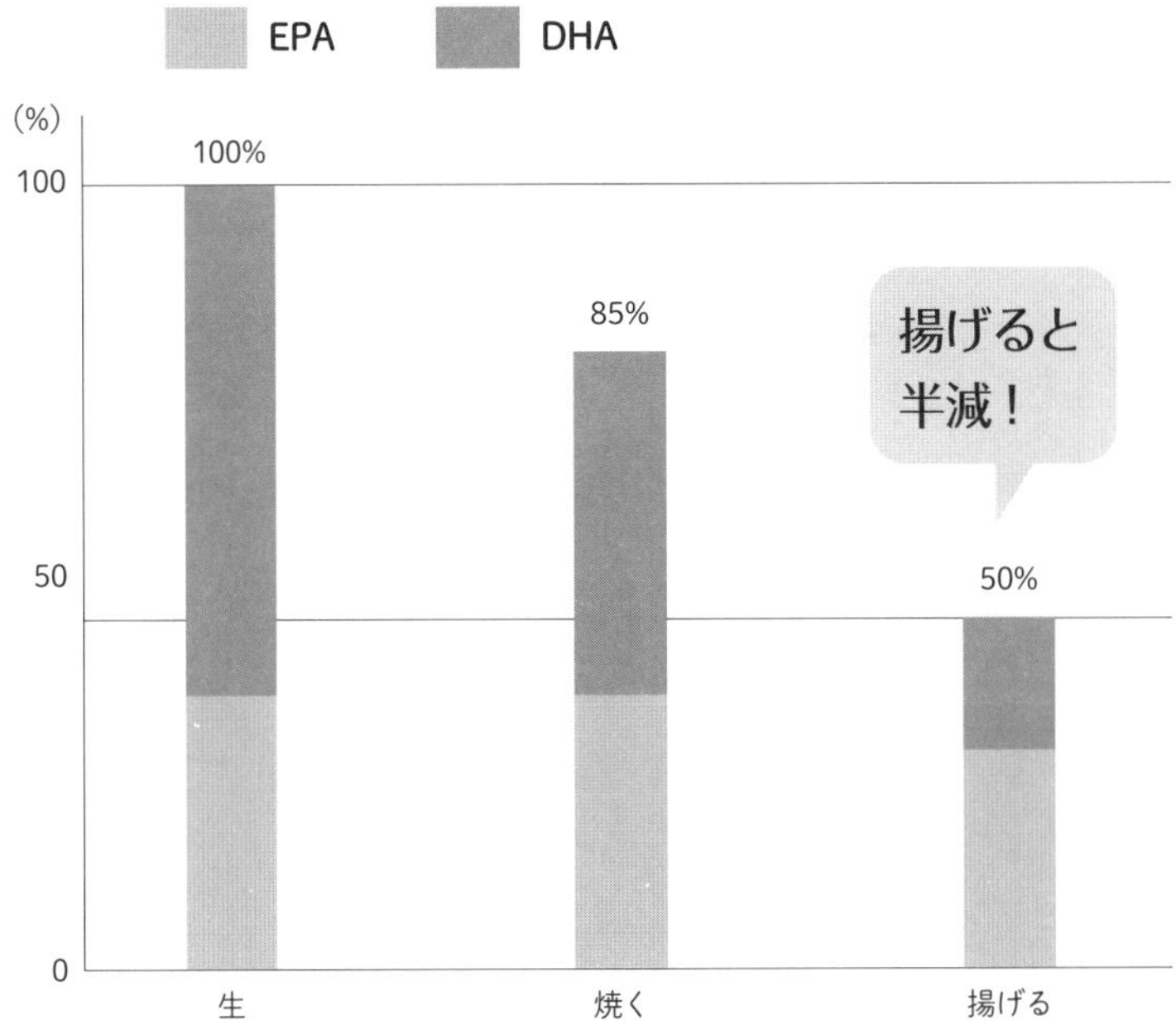

脳にいい成分は、調理すると逃げてしまいます。新鮮な青魚を生で食べましょう。

Part 2
15

ココナッツオイル・MCT油をとる

POINT

- MCT《中鎖脂肪酸》油《オイル》はすばやくエネルギーに変わる特徴がある
- 脳にすぐに栄養が行き届き、老廃物が溜まりにくい
- 一日小さじ1杯、料理にかけるのがおすすめ

MCT油は糖質よりもすばやく体の栄養になる

ココナッツオイルに含まれているMCT油は体内ですぐにエネルギーとして使われます。脳にも十分なエネルギーが送られ、糖質とちがい老廃物が溜まりにくい特徴があります。

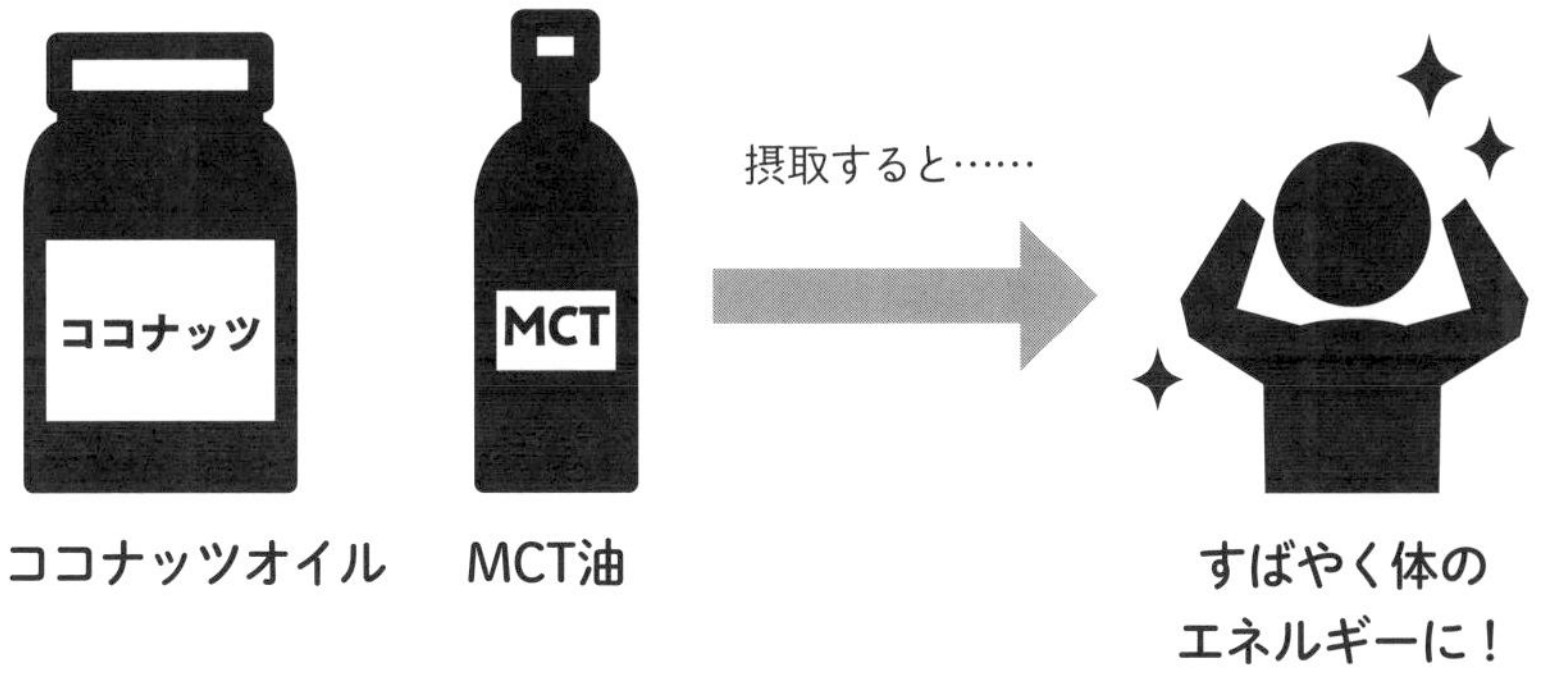
ココナッツ
MCT
摂取すると……
ココナッツオイル
MCT油
すばやく体の
エネルギーに！

まずは小さじ1杯、料理に入れてみよう

MCT油は熱に弱いため、料理にかけて生で摂取するのがベスト。一日小さじ1杯、いつもの料理にかけるところからはじめてみましょう。

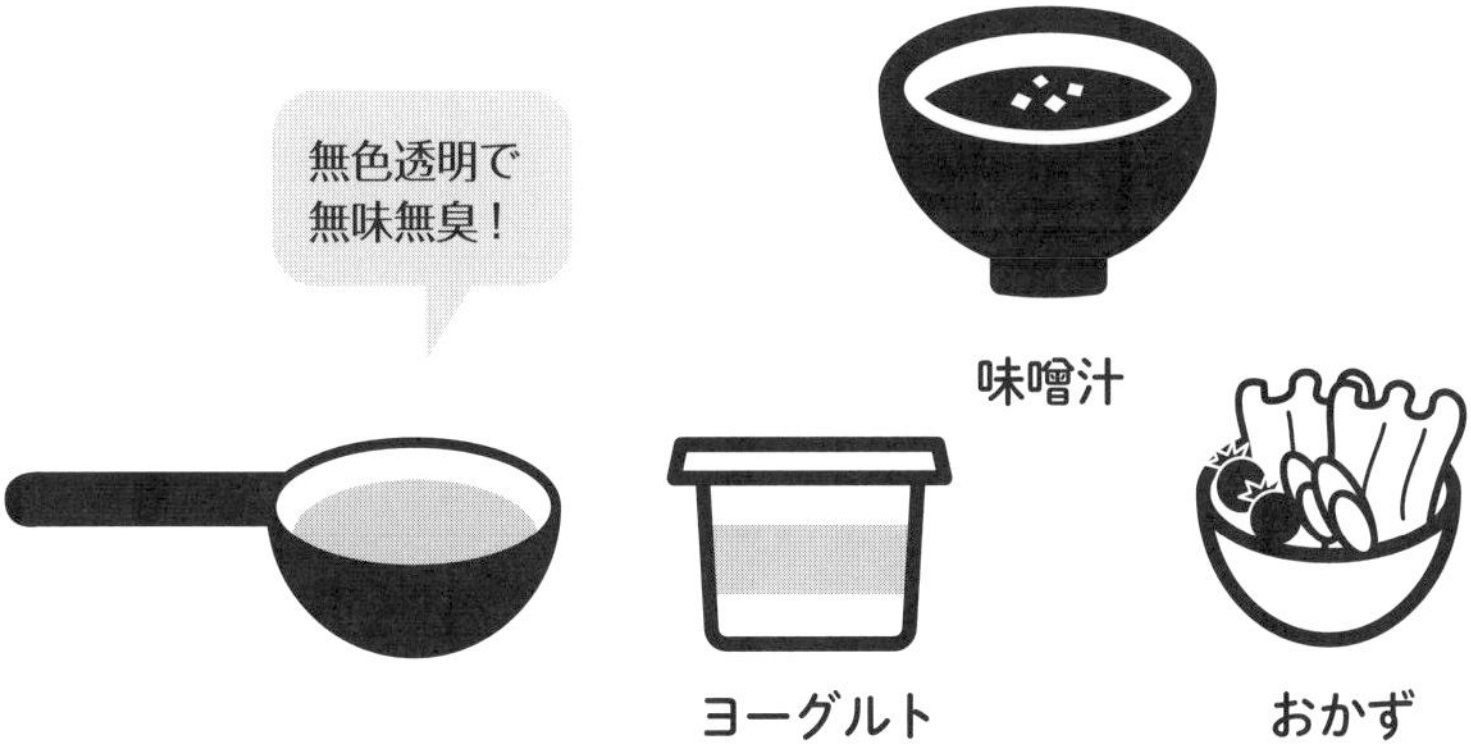
無色透明で
無味無臭！
味噌汁
ヨーグルト
おかず

Part 2

16

マーガリンやショートニングなどのトランス脂肪酸に気をつける

POINT

- □ トランス脂肪酸はとりすぎると認知症のリスクになる
- □ 飽和脂肪酸はとりすぎると動脈硬化のリスクになる
- □ ファストフードや加工食品には要注意

とりすぎ注意の脂質がある

トランス脂肪酸

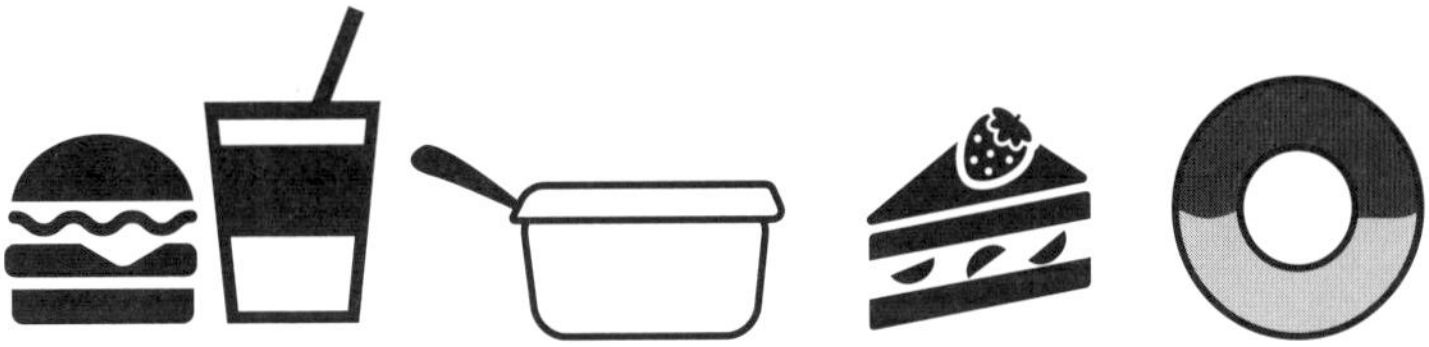

ファストフード　マーガリン　菓子類　揚げ物

トランス脂肪酸は人工的につくられた油です。安価なことからさまざまな加工食品に使われていますが、とりすぎると認知症リスクを上げる可能性があります。

飽和脂肪酸

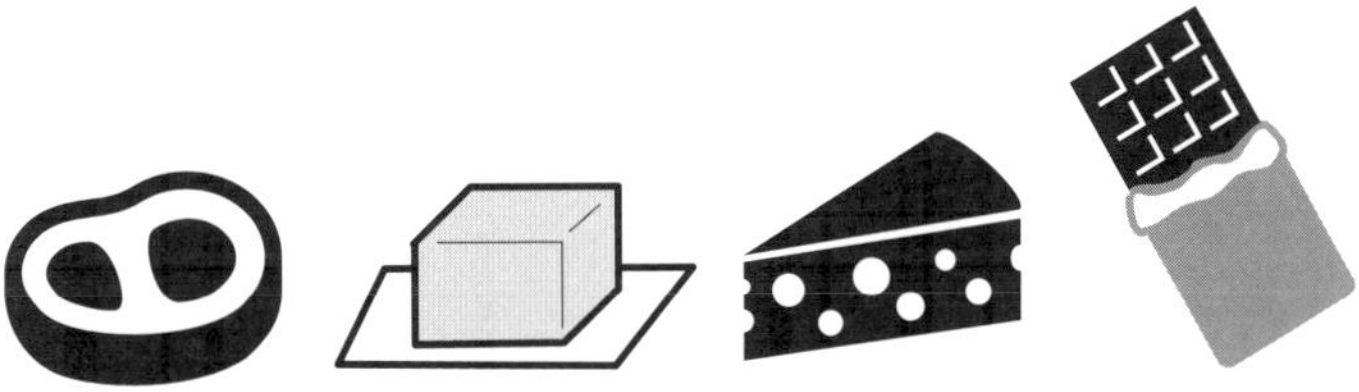

脂身の多い肉　バター　チーズ　チョコレート

飽和脂肪酸は天然の油です。体のエネルギー源として必要なものですが、とりすぎるとコレステロール値が上がって動脈硬化のリスクが高まります。

Part 2
17

女性はイソフラボンを適度にとる

POINT

- □ イソフラボンは大豆に含まれるポリフェノールの一種
- □ 女性の認知症予防に効果が期待できる
- □ 納豆や豆腐などの大豆製品をたくさんとろう

イソフラボンは女性の認知機能に効果アリ

豆類とイソフラボンを1単位多く摂取した場合

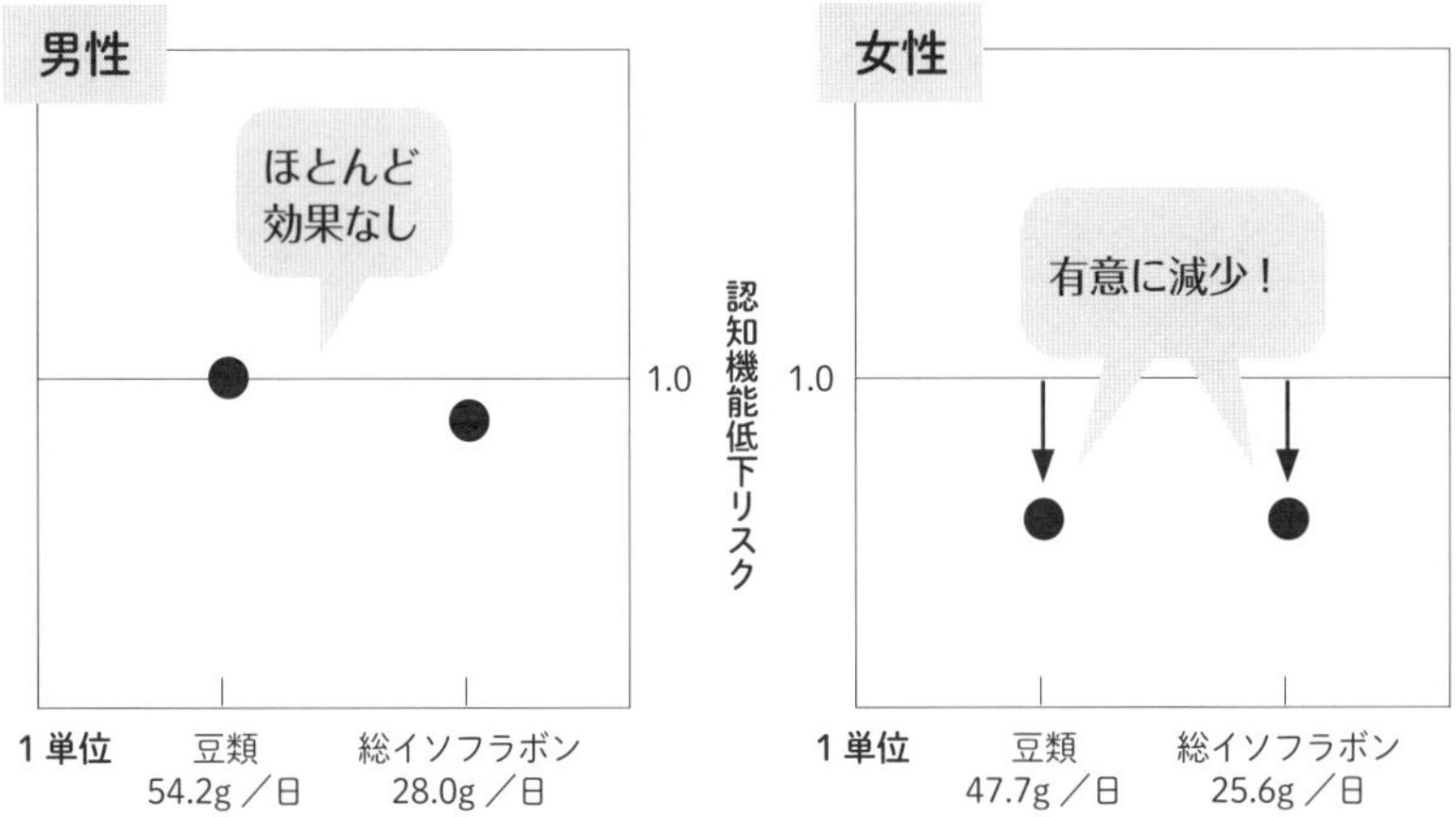

男性の場合はそれほど大きな効果はみられません。

女性には豆類、総イソフラボンともに認知機能の低下を予防する働きが期待できます。

出典：「Total bean intakes reduce the risk of cognitive decline in female elderly Japanese.」Nakamoto M et al., Alzheimer's & Dementia vol.12(7S):1176, 2016

イソフラボンを多く含む大豆製品をたくさん食べる

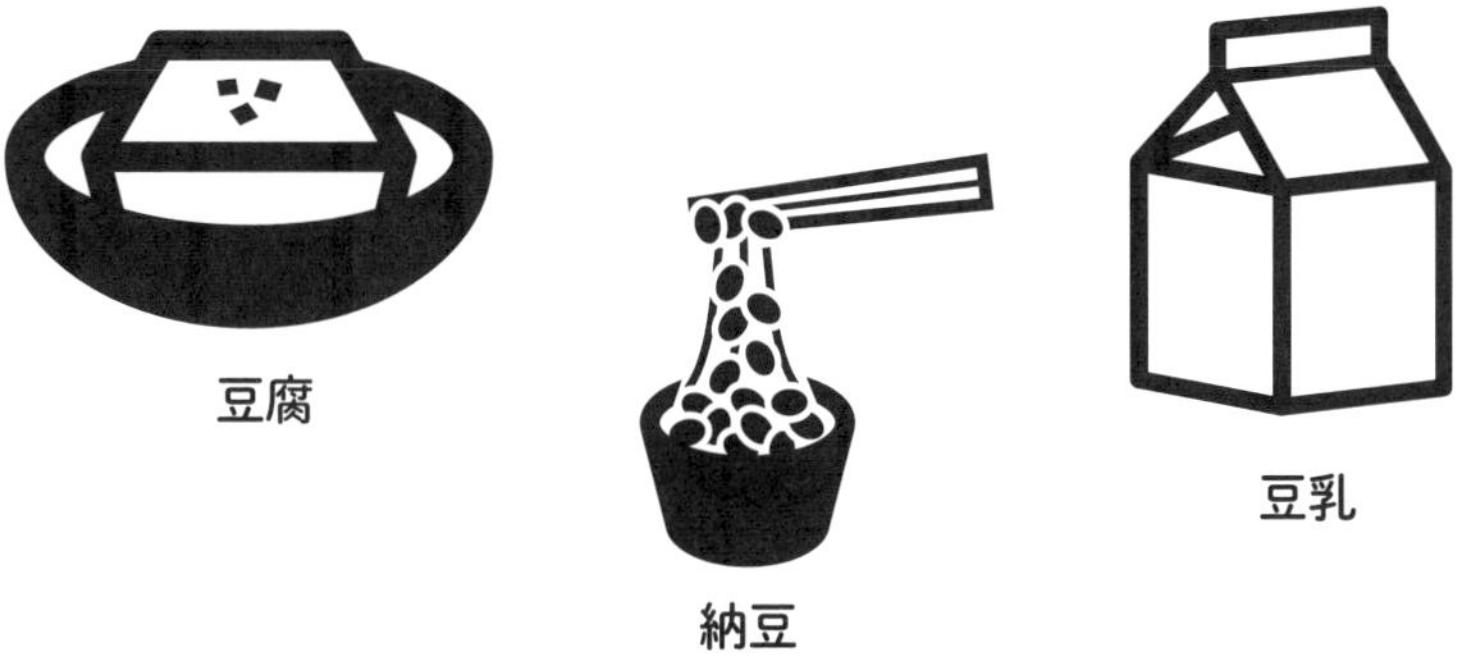

Part 2

18

ビタミンB群が不足すると認知機能が低下する

POINT

- ビタミンB群は神経伝達物質の生成に不可欠
- ビタミンB群は血中のホモシステインを減らす
- 不足すると認知機能の低下や動脈硬化のリスクに

ビタミンB群は脳の健康に重要な栄養素

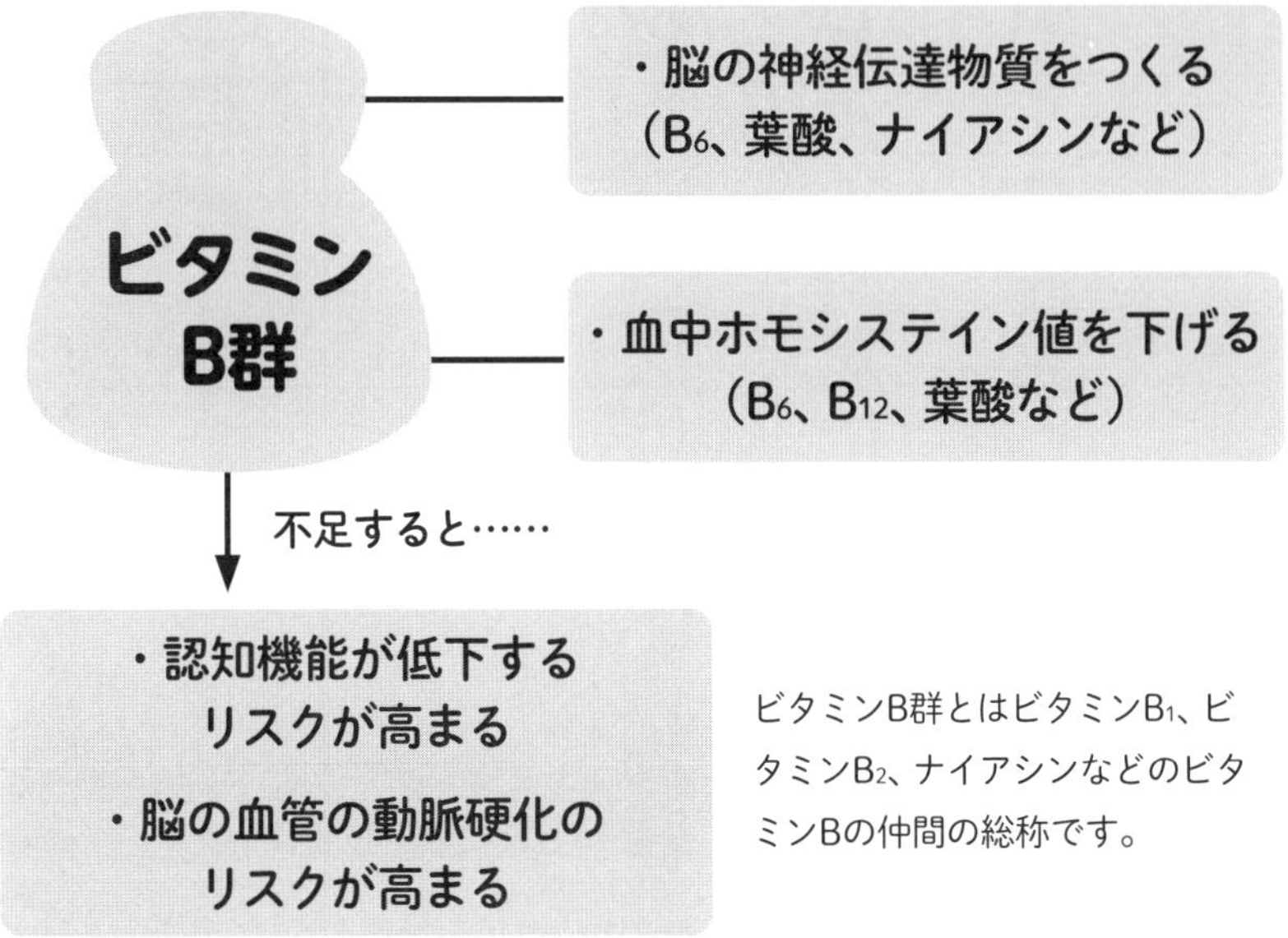
ビタミン
B群
・脳の神経伝達物質をつくる
（B_6、葉酸、ナイアシンなど）
・血中ホモシステイン値を下げる
（B_6、B_{12}、葉酸など）
不足すると……
・認知機能が低下する
リスクが高まる
・脳の血管の動脈硬化の
リスクが高まる

ビタミンB群とはビタミンB_1、ビタミンB_2、ナイアシンなどのビタミンBの仲間の総称です。

ホモシステインの過剰な蓄積を防ぐ

ホモシステインは体に必要な物質ではあるものの、増えすぎると動脈硬化を引き起こしたり、アミロイドβの蓄積を助長したりするなど脳に悪い影響を与えます。ビタミンB群は血中のホモシステイン値を下げる働きがあります。

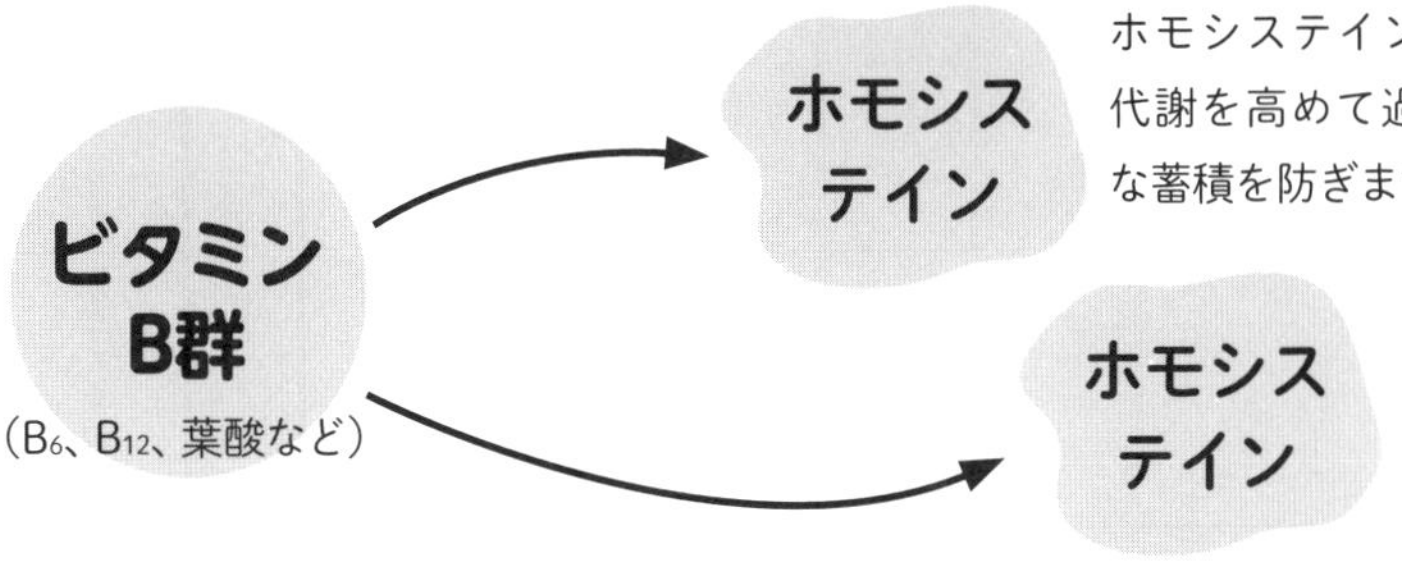
ビタミン
B群
（B_6、B_{12}、葉酸など）
ホモシス
テイン
ホモシス
テイン

ホモシステインの代謝を高めて過剰な蓄積を防ぎます。

Part 2

19

野菜のフィトケミカルを毎日とる

POINT

- □ 脳を守るには抗酸化物質を毎日とることが重要
- □ 緑黄色野菜には複数の抗酸化物質が含まれる
- □ たくさん食べると認知症になりにくい

緑黄色野菜には脳にいい物質がたっぷり

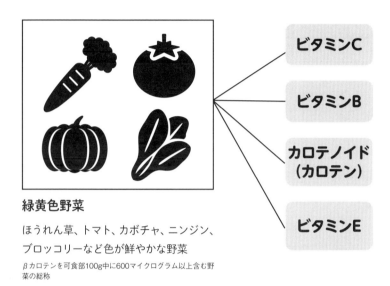

- ビタミンC
- ビタミンB
- カロテノイド（カロテン）
- ビタミンE

緑黄色野菜

ほうれん草、トマト、カボチャ、ニンジン、ブロッコリーなど色が鮮やかな野菜

βカロテンを可食部100g中に600マイクログラム以上含む野菜の総称

野菜を多くとるほど認知症になりにくい

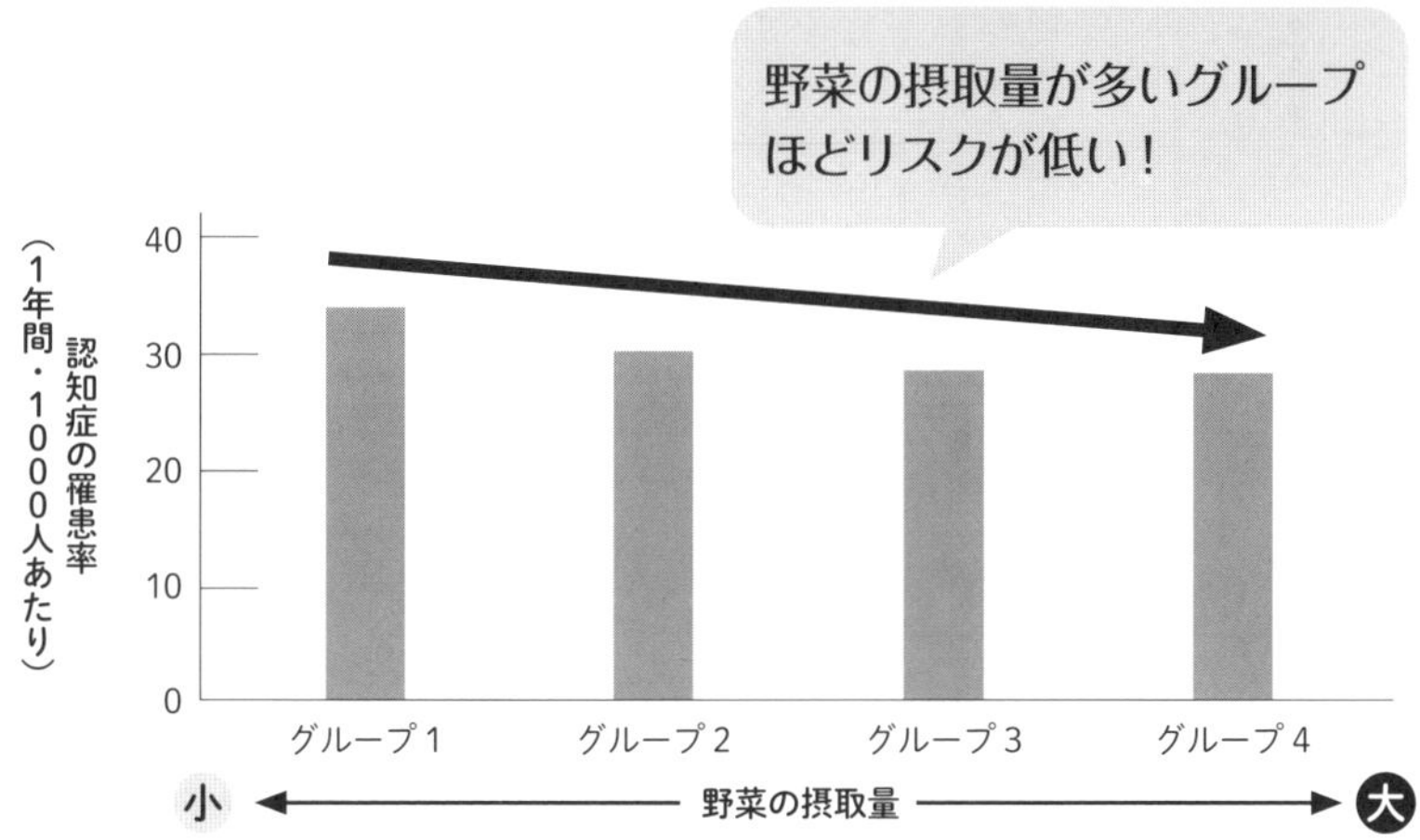

出典：「Long-term association of vegetable and fruit intake with risk of dementia in Japanese older adults : The Hisayama study.」Kimura Y et al., BMC Geriatrics vol.22(1):257,　2022より

Part 2
20

脳を守るポリフェノールを積極的にとる

POINT

□ ポリフェノールは植物の色素や苦みや渋みにあり

□ 脳のアミロイドβの蓄積を抑える働きがある

□ 脳の健康を維持する抗酸化作用をもつ

ポリフェノールが豊富な食品

ポリフェノールは植物の色素や苦みや渋みなどに含まれる成分です。

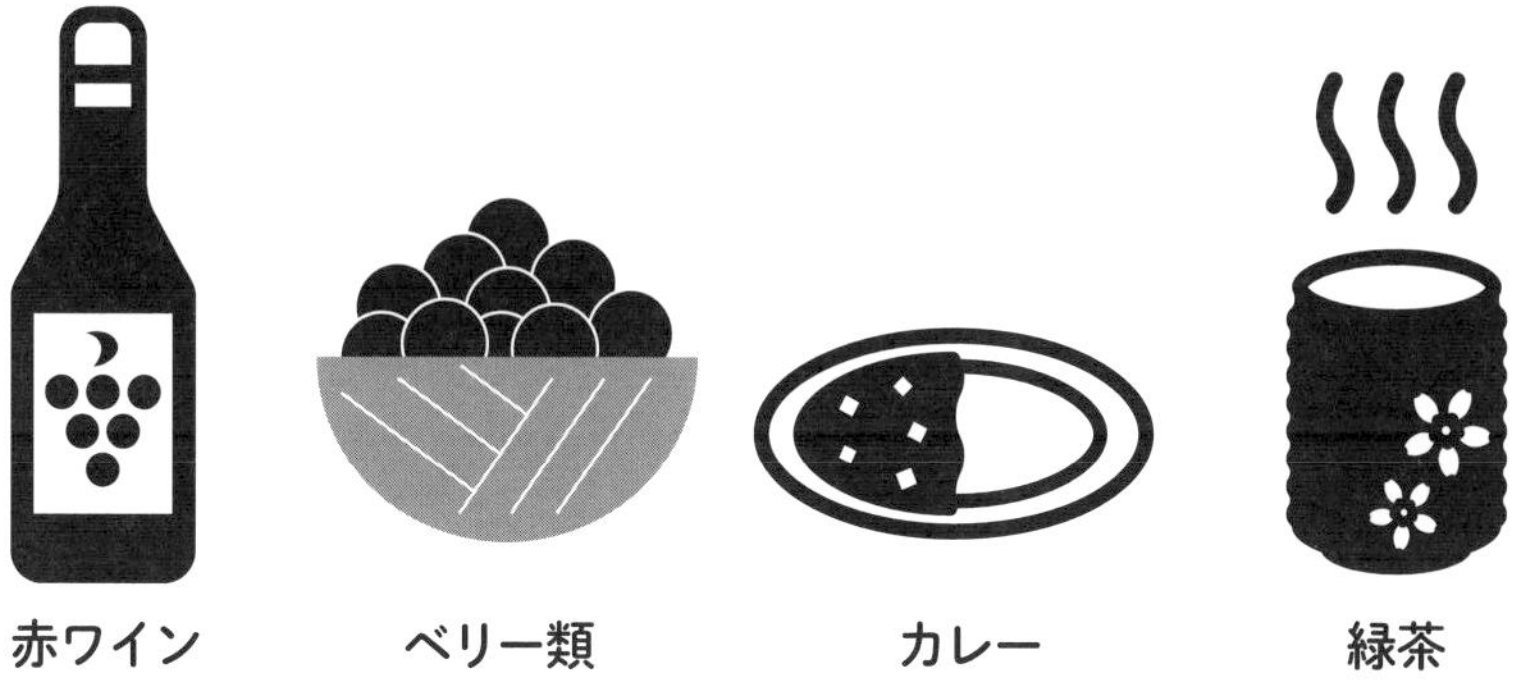

ポリフェノールは脳の健康に大切な成分

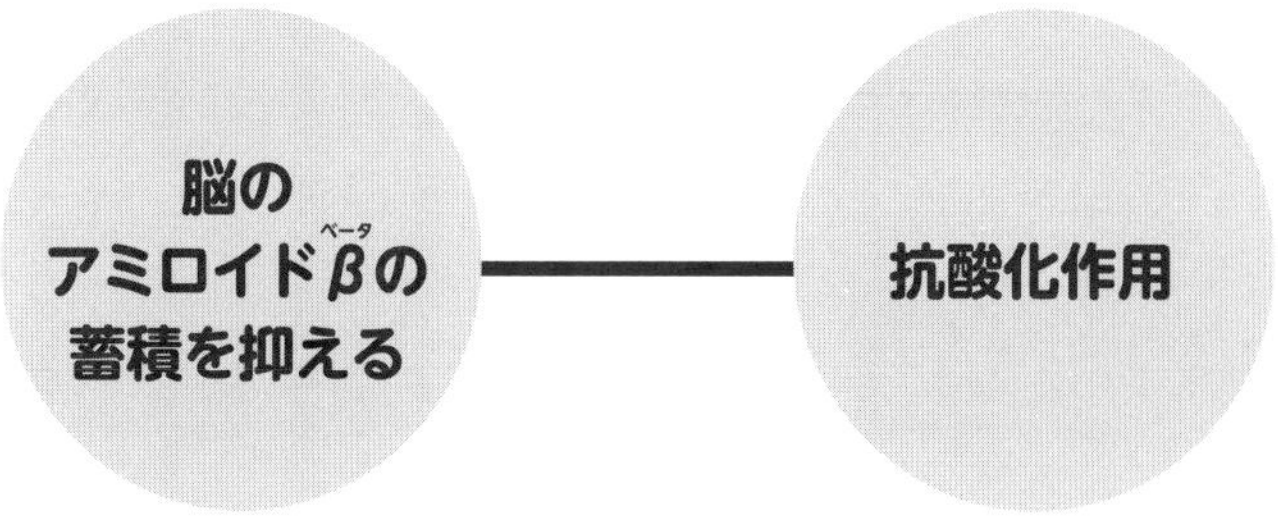

脳の老廃物（アミロイドβ）の
凝集を抑えて排出しやすくします。

活性酸素の働きを抑えて
脳の老化を予防します。

Part 2
21

お酒を飲むならポリフェノール値が高い赤ワインを

POINT

- 過度な飲酒は脳を萎縮させるため絶対にNG
- お酒を楽しみたいなら赤ワインを選んで
- 飲酒量の目安は一日2杯まで

飲酒量と脳の萎縮度合いは比例する

お酒を飲めば飲むほど脳が萎縮し、認知機能が低下することがわかっています。日本の飲酒ガイドラインでは、ビールの適切な1日の摂取量は500mlまでとされていますが、350ml以上で認知症のリスクが高まるという報告もあります。飲みすぎに注意が必要です。

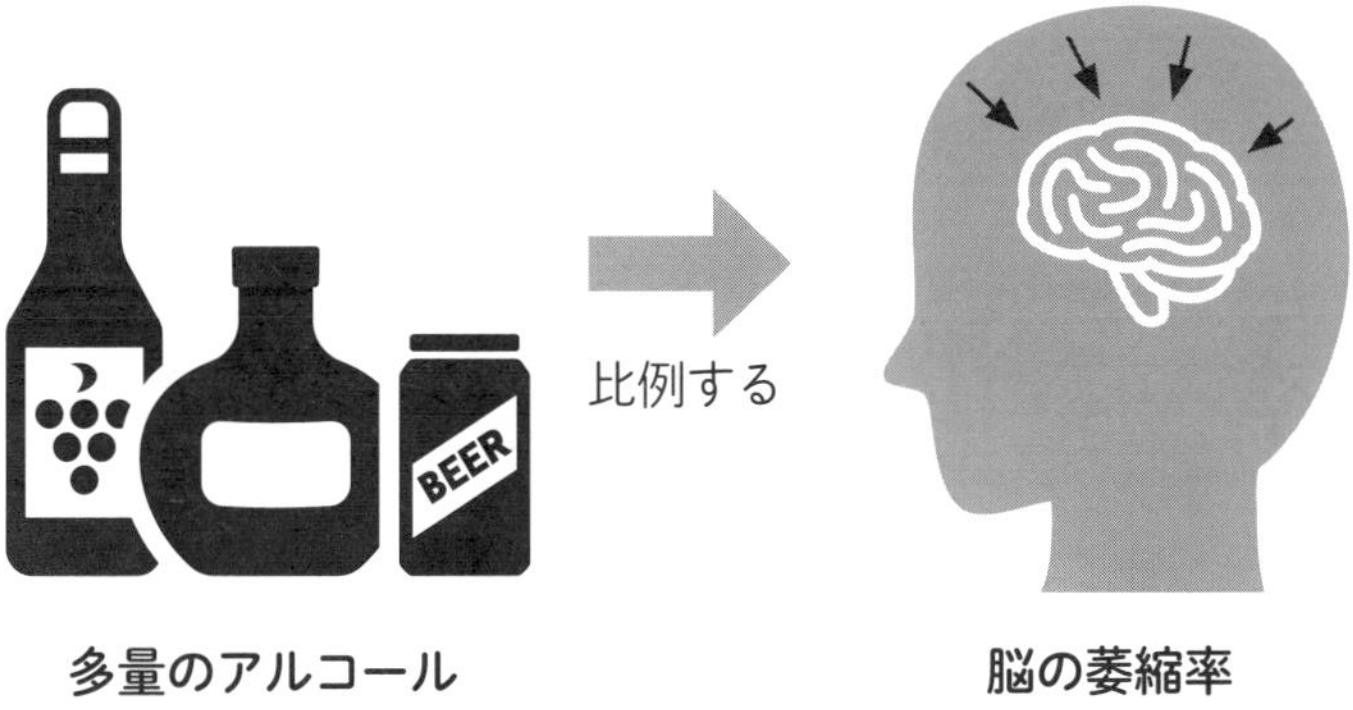

お酒を楽しむなら赤ワインを

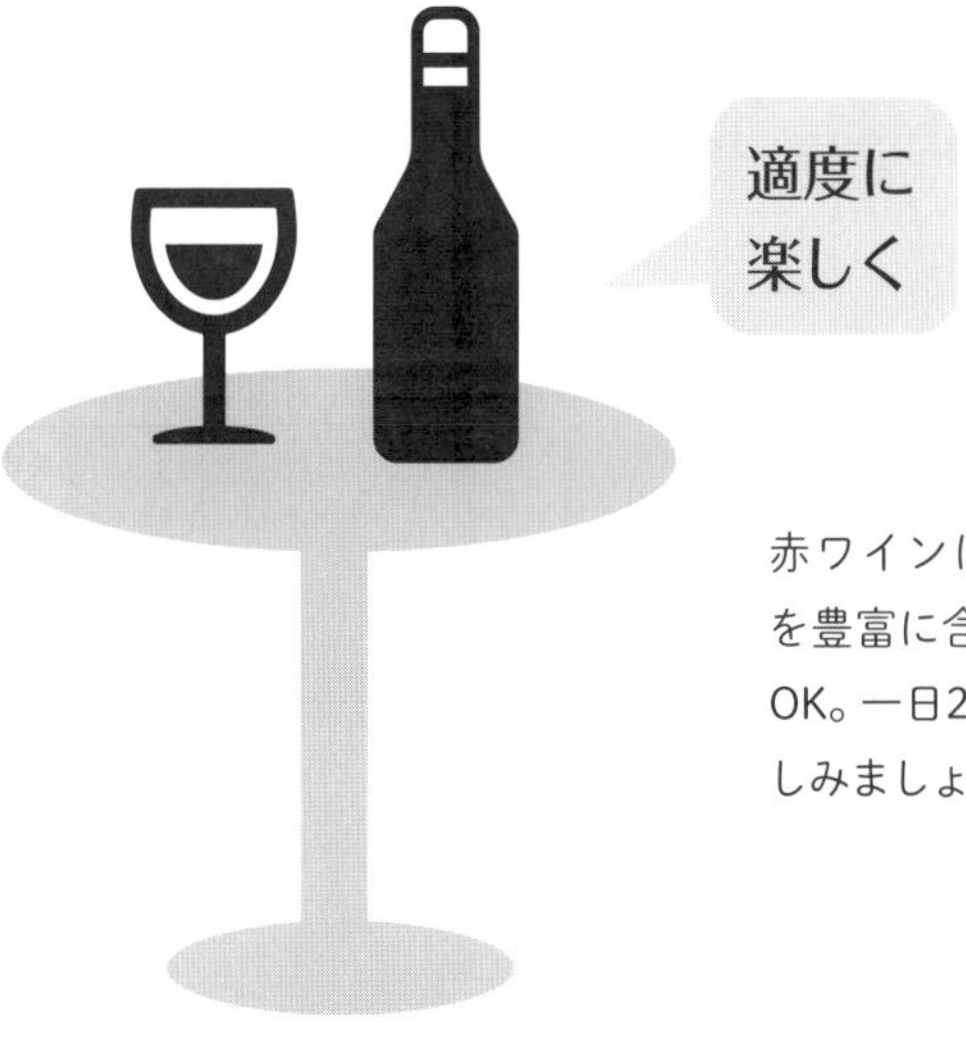

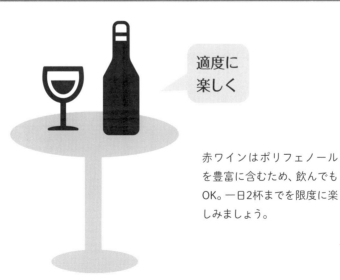

赤ワインはポリフェノールを豊富に含むため、飲んでもOK。一日2杯までを限度に楽しみましょう。

Part 2
22
カレーのクルクミンが認知症に効果的

POINT

- クルクミンはウコンに含まれるポリフェノール
- 脳のアミロイドβ《ベータ》の蓄積を抑える効果がある
- 定期的にカレーを食べる習慣が認知症予防に有効

クルクミンは脳の老廃物を減らす

カレースパイスに用いられるウコンの成分クルクミンには、脳内の老廃物のかたまりをほぐして減らす効果があります。

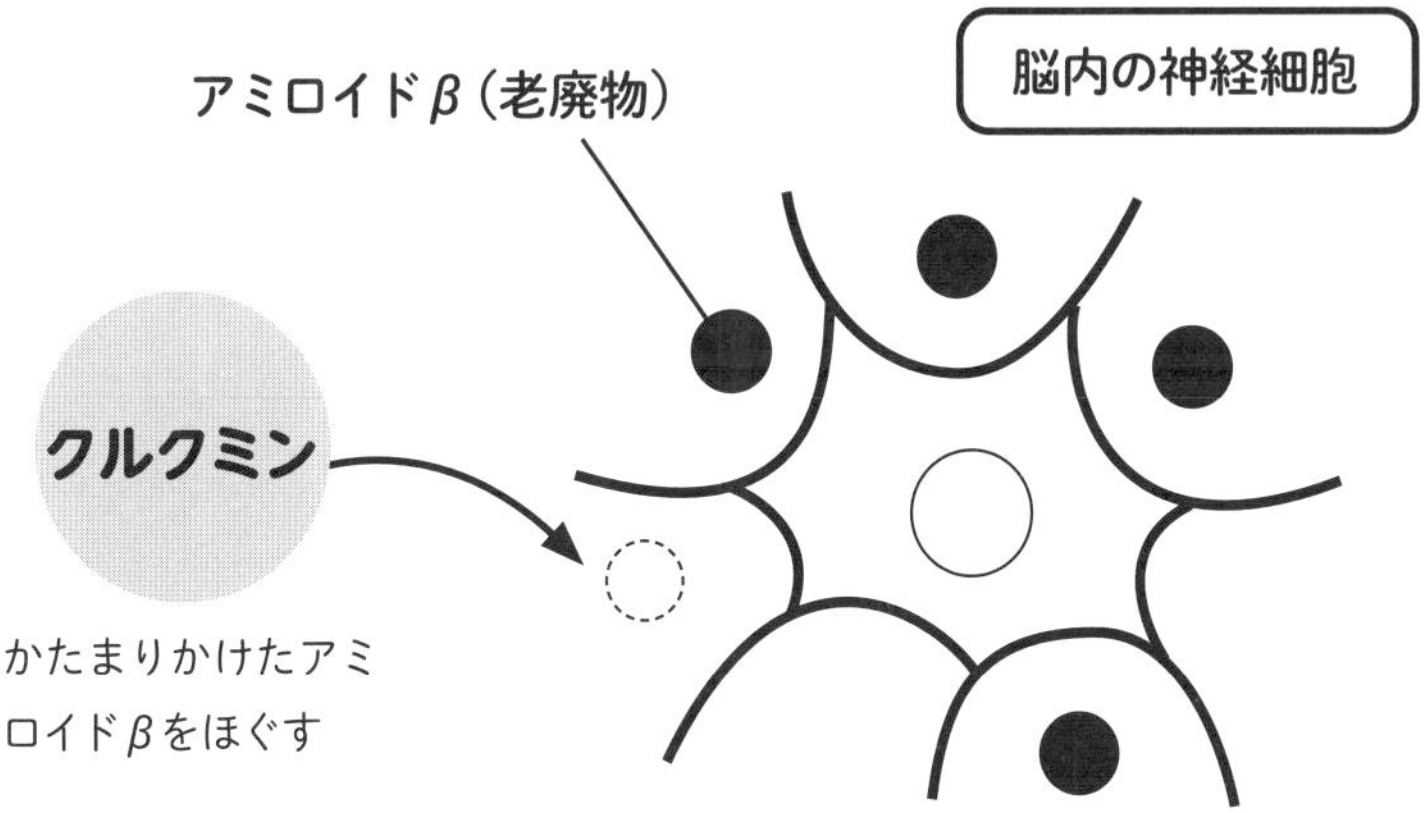
アミロイドβ（老廃物）
脳内の神経細胞
クルクミン
かたまりかけたアミロイドβをほぐす

カレーを食べる頻度は月4回以上

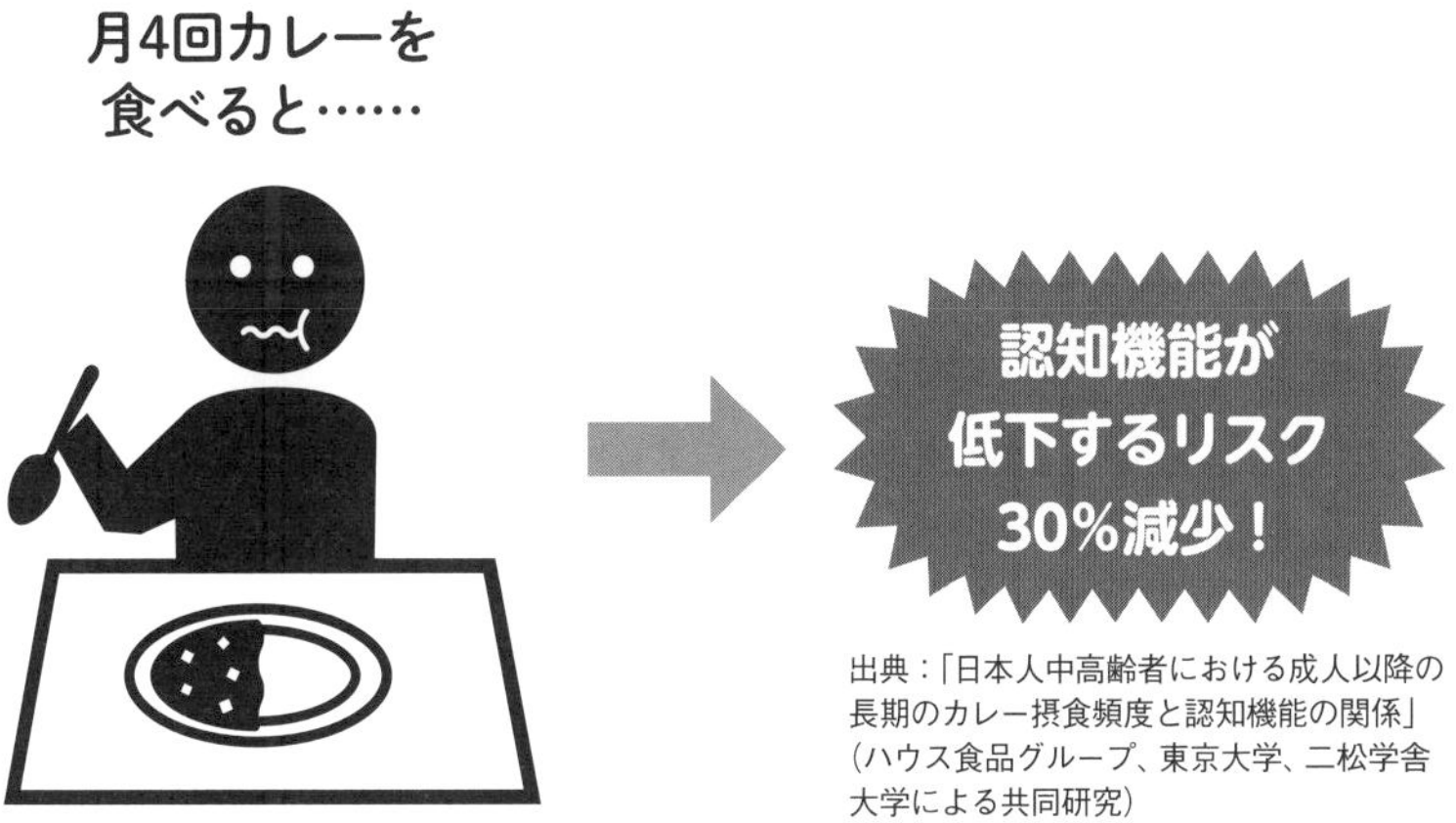
月4回カレーを
食べると……
認知機能が
低下するリスク
30%減少！

出典：「日本人中高齢者における成人以降の長期のカレー摂食頻度と認知機能の関係」（ハウス食品グループ、東京大学、二松学舎大学による共同研究）

Part 2

23

納豆は夕食に1パック以上食べる

POINT

□ 納豆に含まれる酵素が血液をサラサラにする

□ 食物繊維やイソフラボンに富むスーパーフード

□ 夕食に食べると就寝中の血栓予防に効果がある

納豆は脳の健康をサポートするスーパーフード

- **ナットウキナーゼ**：血液をサラサラにして血栓を予防します。
- **食物繊維**：コレステロール値、血糖値を下げて動脈硬化のリスクを減らします。
- **イソフラボン**：女性の認知症予防効果が期待できます。

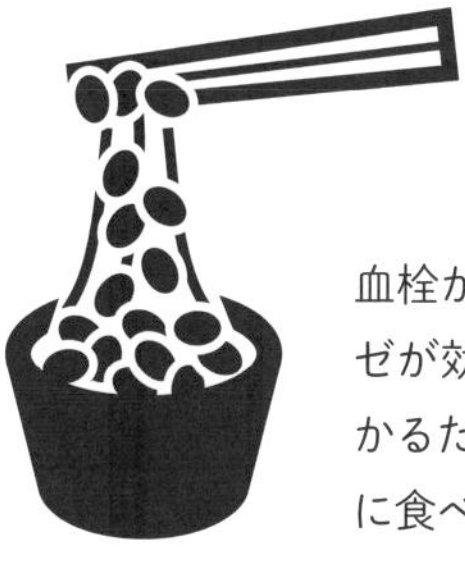

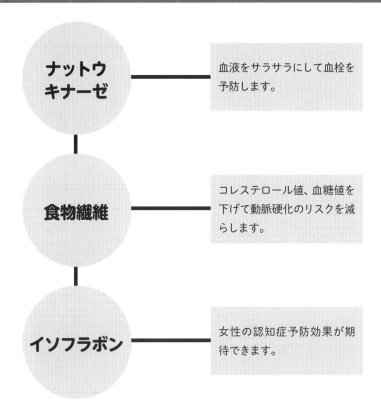

夕食に１パック
食べよう

血栓ができやすいのは深夜です。ナットウキナーゼが効果を発揮するのは摂取して5時間後ほどかかるため、血栓のできやすい夜間に備えて夕食時に食べるのがもっとも効果的です（※）。

※ただし、ワーファリンを服用している人は、ワーファリンの効果が強く出すぎてしまうため、食べてはいけません！

Part 2

24

認知症予防として推奨されている地中海食

POINT

- 地中海沿岸の食事スタイルをＷＨＯ《世界保健機関》が推奨している
- 理由は魚介類やオリーブオイルを摂取できること
- 手軽につくれるレシピから生活に取り入れよう

地中海食を生活に取り入れよう

地中海食ではとるべき食材と頻度が設定されています。できるところからふだんの生活に取り入れてみましょう。

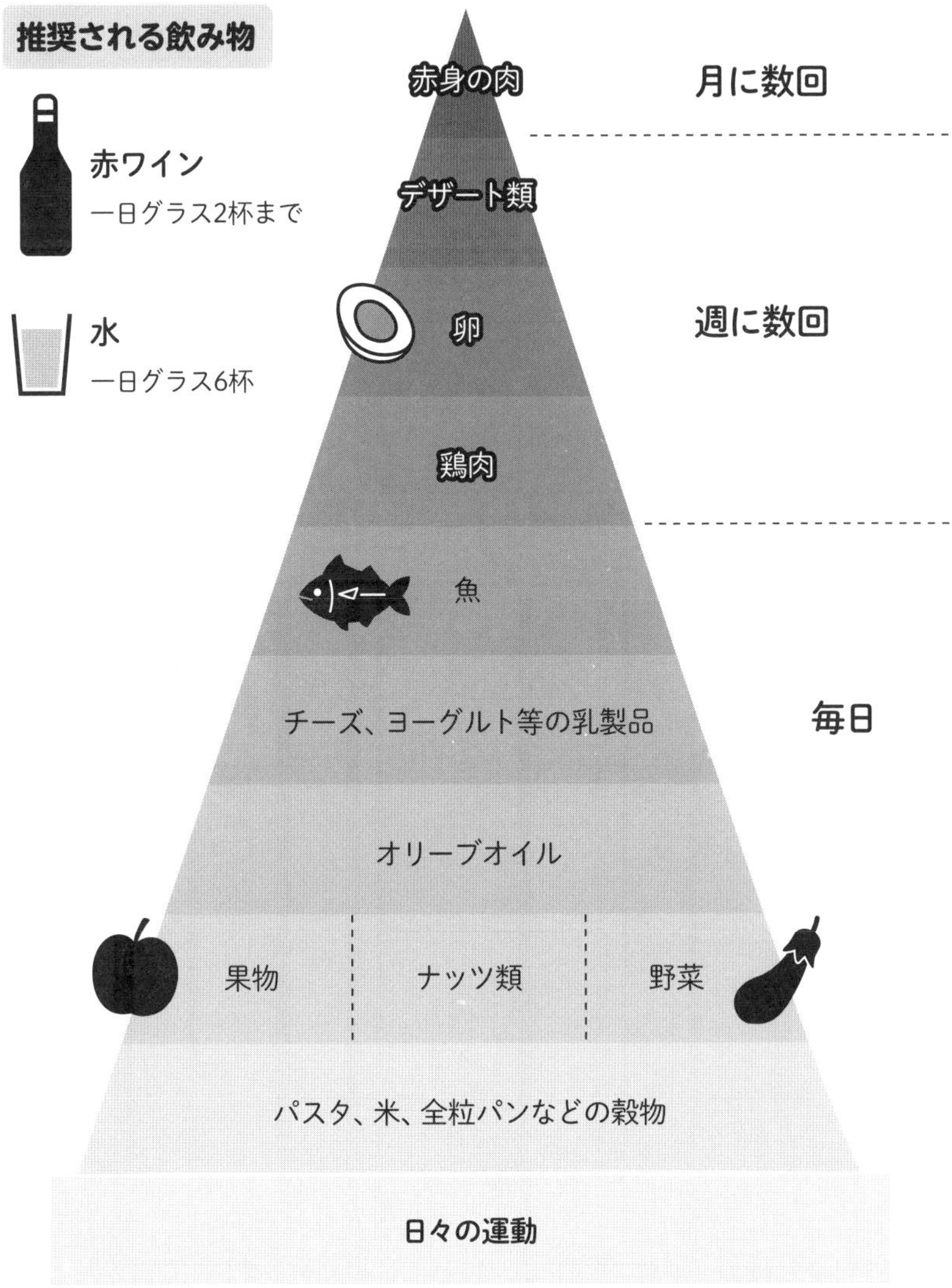

Part 2

25

取り組みやすいマインド食で食生活を整える

POINT

- □ マインド食は認知症を予防する食事法として提唱された
- □ とるべき食材と控えるべき食材が決まっている
- □ 食品ごとの摂取頻度を意識して生活しよう

マインド食を取り入れて認知症予防

マインド食は、地中海食と高血圧予防に効果のあるダッシュ食を組み合わせた食事法です。とるべき食材と控えるべき食材が決まっているため、わかりやすいのが特徴です。下記の食材と摂取頻度を守った食生活を意識しましょう。

とるべき食材

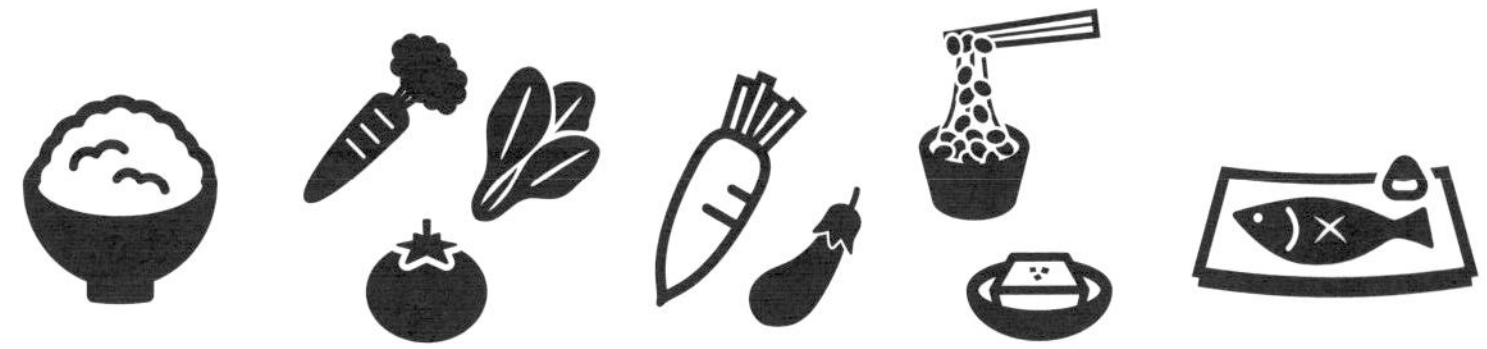

全粒穀物	**緑黄色野菜**	**その他の野菜**	**豆類**	**魚**
一日3回以上	週6回以上	一日1回以上	週3回以上	できるだけ多く

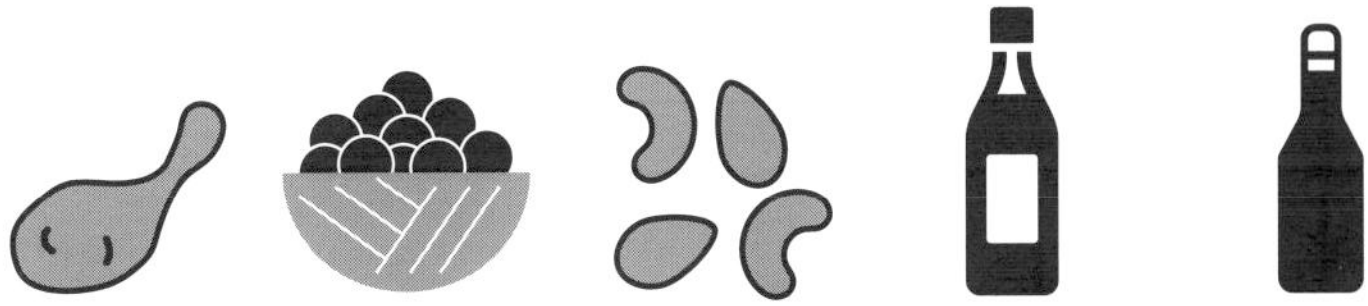

鶏肉	**ベリー類**	**ナッツ類**	**オリーブオイル**	**赤ワイン**
週2回以上	週2回以上	週5回以上	優先的に使用	一日グラス1杯

控えるべき食材

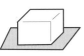

バター	**ファストフード**	**チーズ**	**赤身の肉**	**お菓子・スイーツ**
なるべく少なく	週1回以下	週1回以下	週4回以下	週5回以下

Part 2
26

よく噛んで食べることで脳が活性化する

POINT

- □ そしゃくの刺激は脳の血流量を増やす
- □ 記憶に関わる脳の部位、海馬《かいば》が活性化する
- □ 噛み応えのある食べ物を食べる習慣をつけよう

そしゃく数を増やすことで脳が活性化する

よく噛むと脳の血流量が増えて脳細胞が活性化します。また、噛むことによって記憶をつかさどる海馬が刺激されるため、記憶力の低下を予防できる可能性があります。

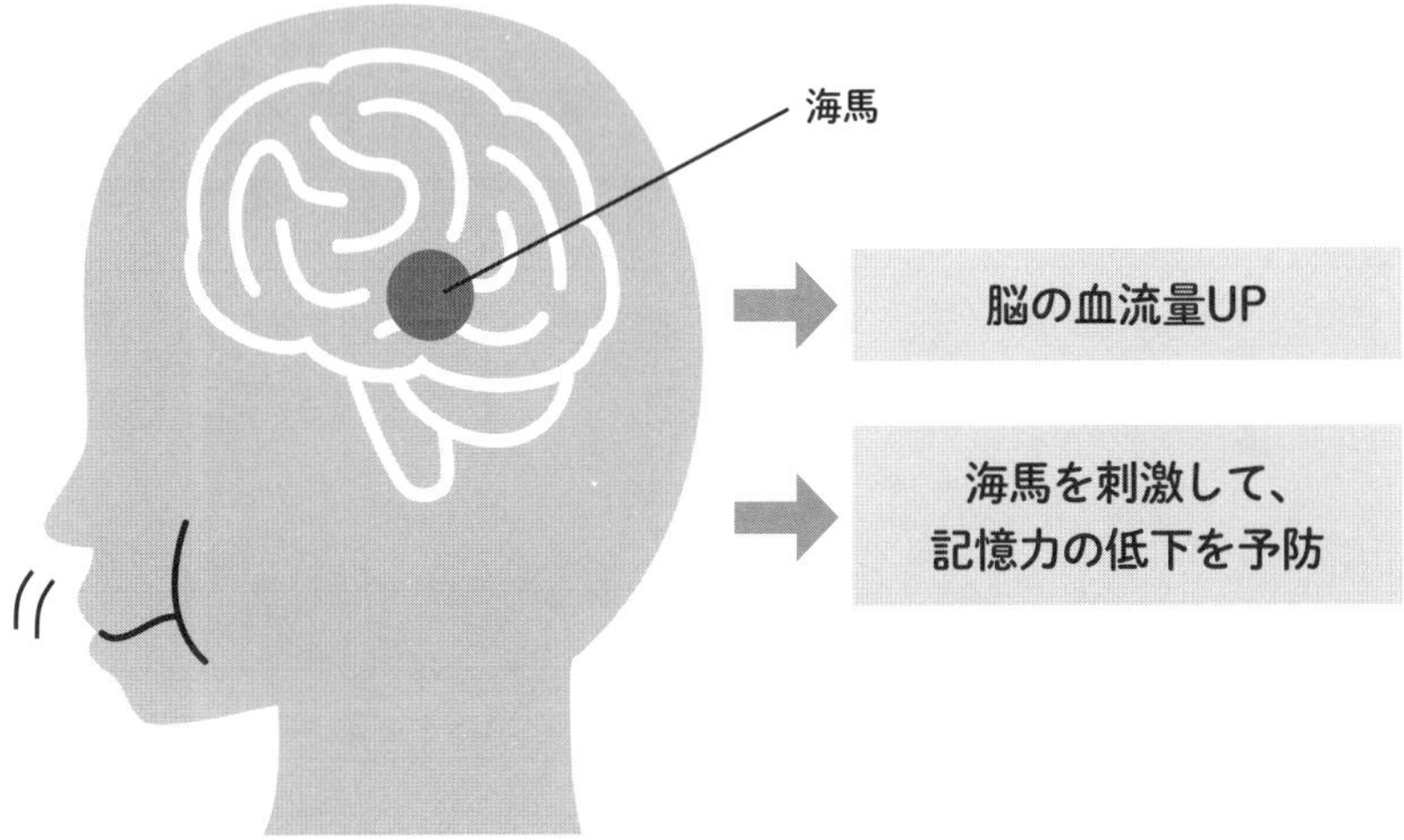

噛み応えのある食べ物を意識的にとる

かまぼこ以上の硬さの食べ物

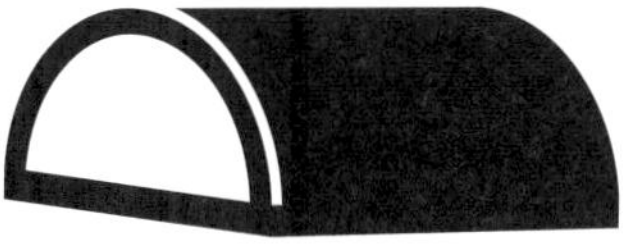

歯が丈夫ではない高齢者は、かまぼこくらいの硬さの食べ物を食べるよう心がけましょう。

ガム

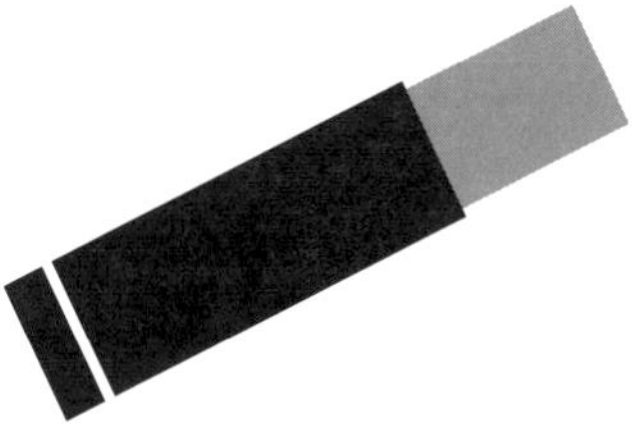

1枚（1個）のガムを味がなくなるまで噛むと、噛む回数が約550回といわれています。

Part 2
27

「もう少し食べたいな」くらいがちょうどいい

POINT

- □ 食べすぎは糖質の過剰摂取につながる
- □ 腹八分目の食事で「長寿遺伝子《サーチュイン》」を活発化できる
- □ 70代以降は栄養不足にならないように要注意

腹八分目の食事でボケない脳をつくる

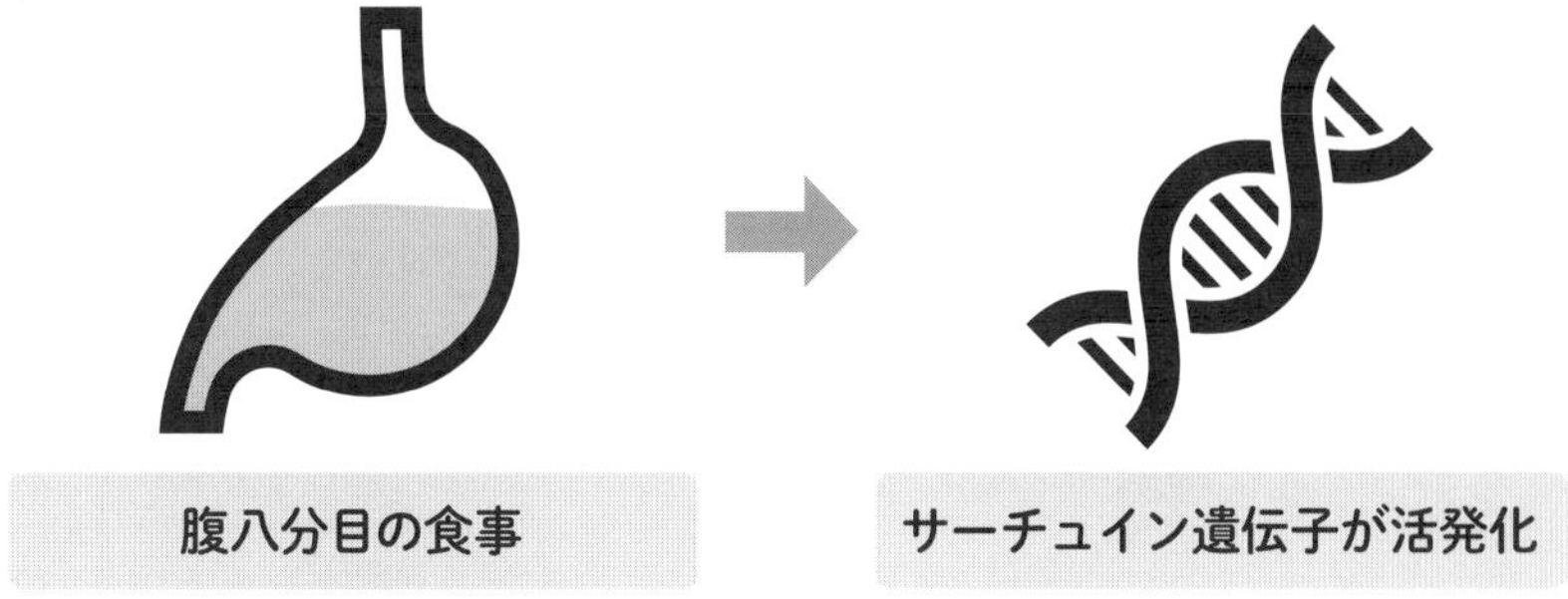

少しもの足りないくらいの食事をとると、寿命を延ばす働きがあるといわれるサーチュイン遺伝子が活発化します。この遺伝子は脳血流を維持して脳血管性認知症の予防に効果があるといわれています。

低栄養で赤血球が減ると認知症リスクがUP

70代を過ぎると低栄養になりがちです。赤血球が減ると認知症になりやすくなるため、栄養をたくさんとることを意識しましょう。

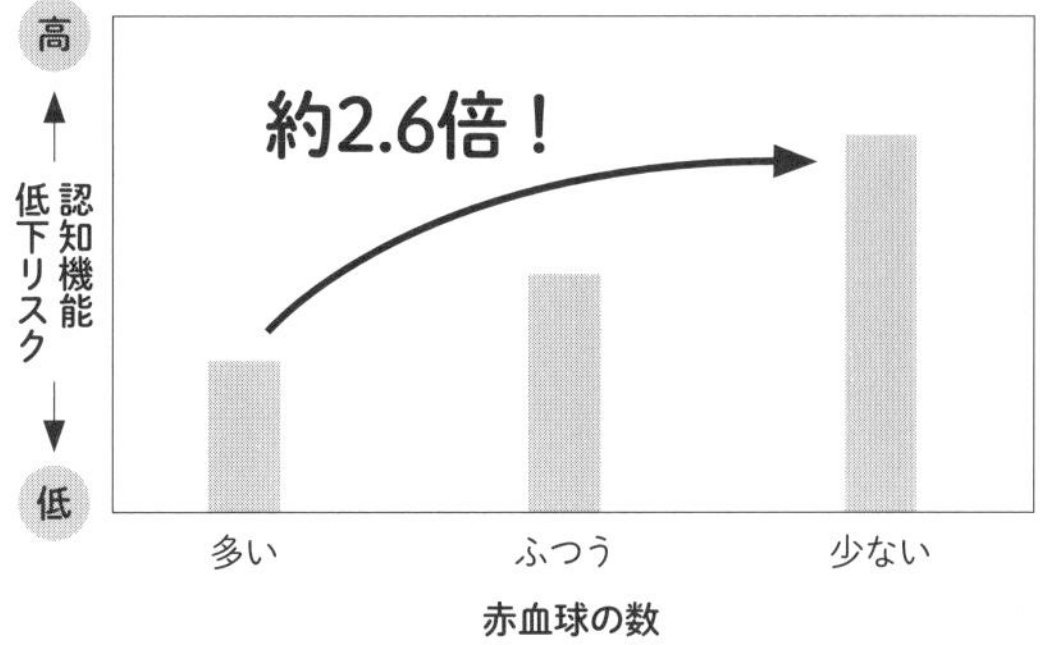

出典：「食生活に要注意 - 高齢者の低栄養はキケン -」東京都健康長寿医療センター研究所

第3章

脳と健康にいい体を動かす習慣

認知症予防に欠かせないのが、体を動かす習慣です。血の巡りをよくすることで脳に栄養がゆきわたり、脳を活性化させます。日頃からアクティブに動きましょう。

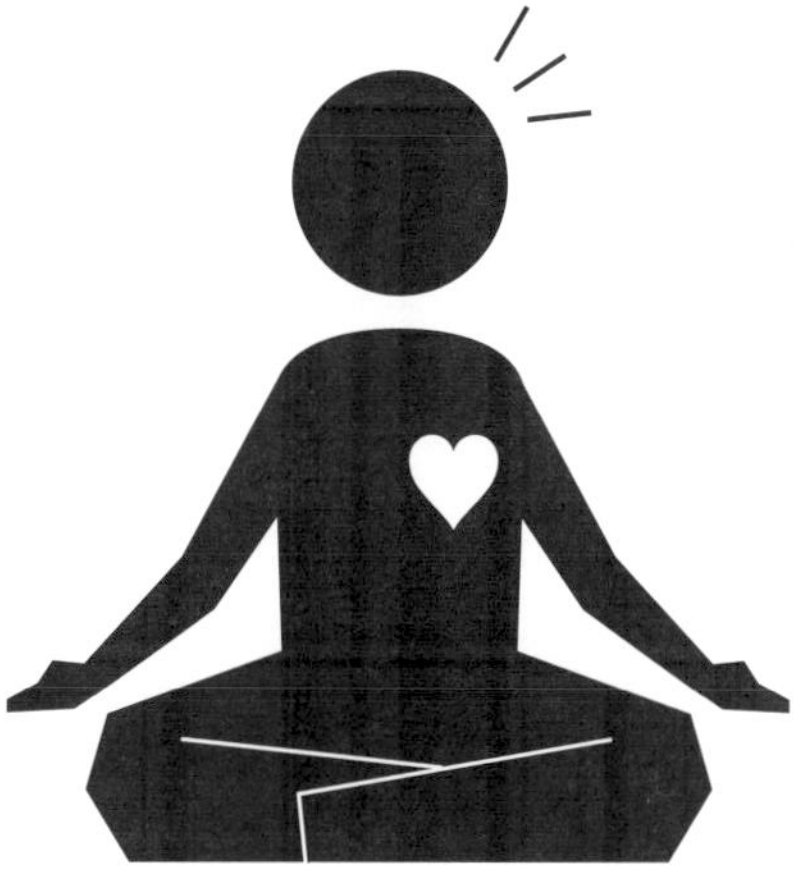

Part 3
01

よく動く人は認知症になりにくい

POINT

- □ 血行促進が認知症予防につながる
- □ 血液とともに新鮮な酸素と栄養が脳に運ばれる
- □ 運動すると筋肉量の低下を予防できる

脳の機能低下を防ぐには運動が重要

私たちの体を構成する細胞は、新鮮な「酸素」と「栄養素」によってつくられています。体を動かし血の巡りをよくすることで、脳に酸素と栄養がゆきわたります。また、運動により筋肉量が維持されるため、認知症の大きなリスクであるサルコペニア肥満の予防になります（P32参照）。

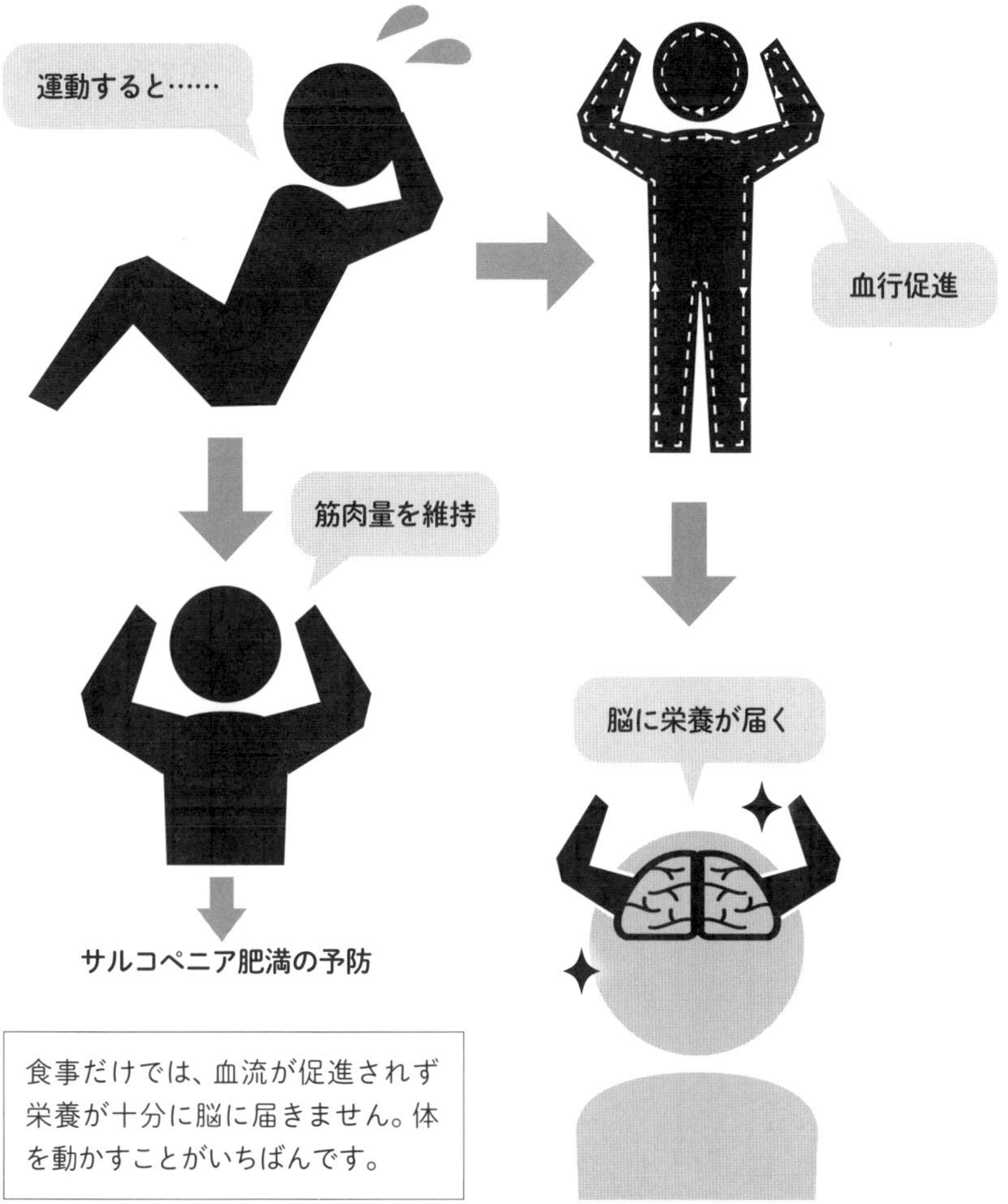

食事だけでは、血流が促進されず栄養が十分に脳に届きません。体を動かすことがいちばんです。

Part 3

02

食後に軽く歩いたり、階段をのぼったりする

POINT

- □ 認知症予防として血糖値の上昇を抑えることが大事
- □ 食事をとると血糖値が上昇する
- □ 軽くでも運動すると筋肉が血糖を消費してくれる

軽い運動で血糖値を低下させる

糖質を含む食事をしたあとは血糖値が上昇します。食べたあとに寝たり、のんびりしたりすると血糖値が上がりすぎてしまうため、食後は体を少しでも動かしましょう。

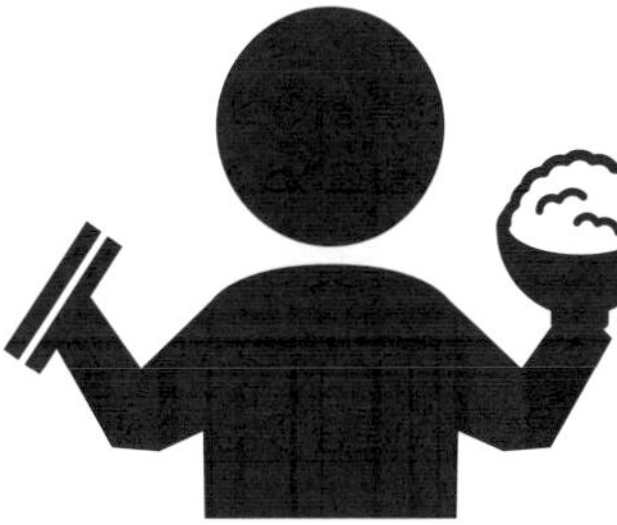

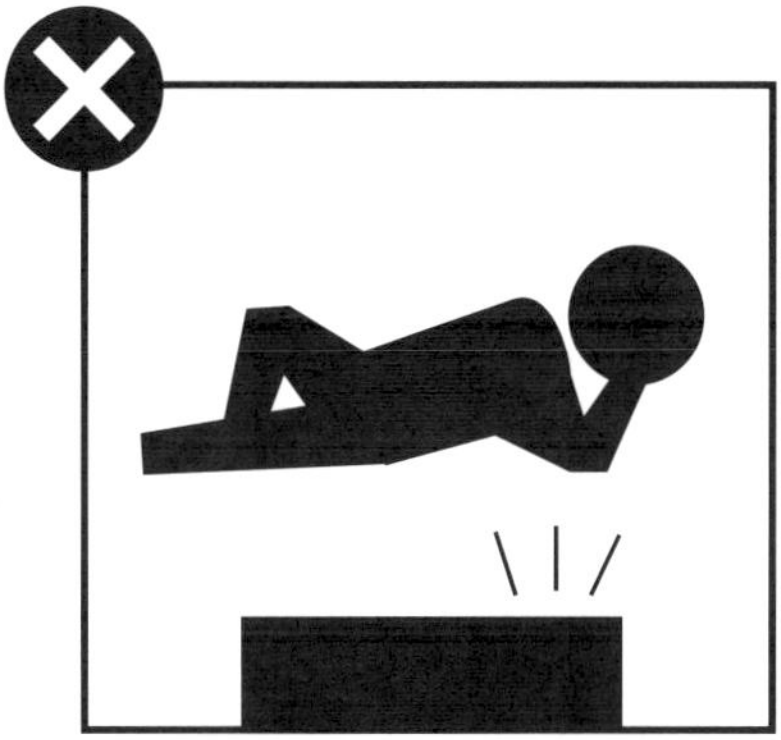

だらだらと過ごした場合、エネルギーとなる血糖を体に取り込めず、血糖値の上昇を促すことに。

炭水化物が多い食事や、甘いおやつなどの糖質を含んだ食事をとると、血糖値が上昇します。

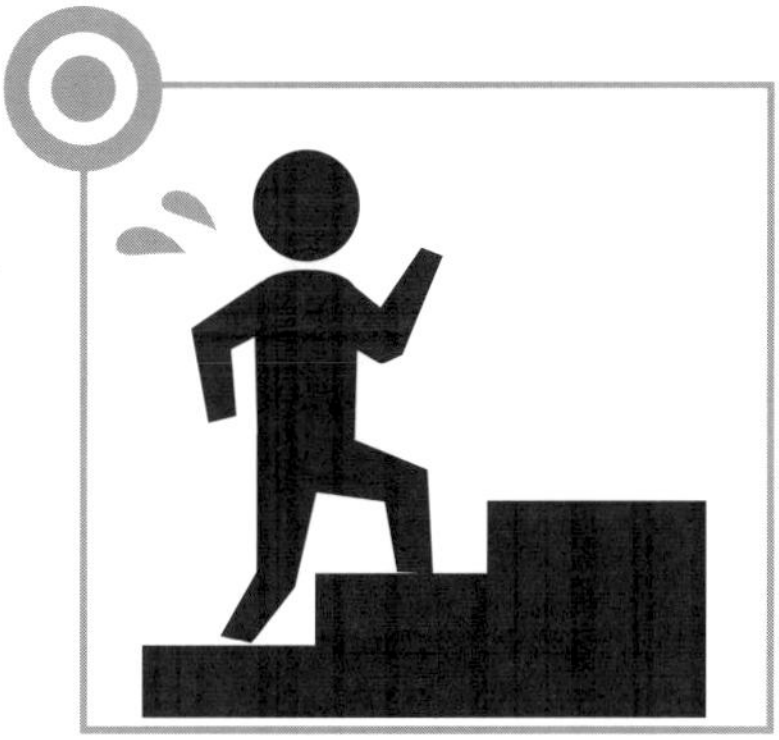

食後に軽い運動をすれば、筋肉が血糖を消費してくれるため、血糖値を下げることができます。

Part 3

03

座りっぱなしに気をつける

POINT

□ 座っている時間は1日10時間以内に

□ 30分に一回、1時間に一回は立ち上がる

□ 立ったついでに歩き回ると、なお効果的

1日10時間以上座っていると認知症になりやすい

家でのんびりしているときやデスクワークをしているときは、どうしても座りっぱなしになりがちです。30分に一度、せめて１時間に一度は立ち上がって軽い運動をするようにしましょう。

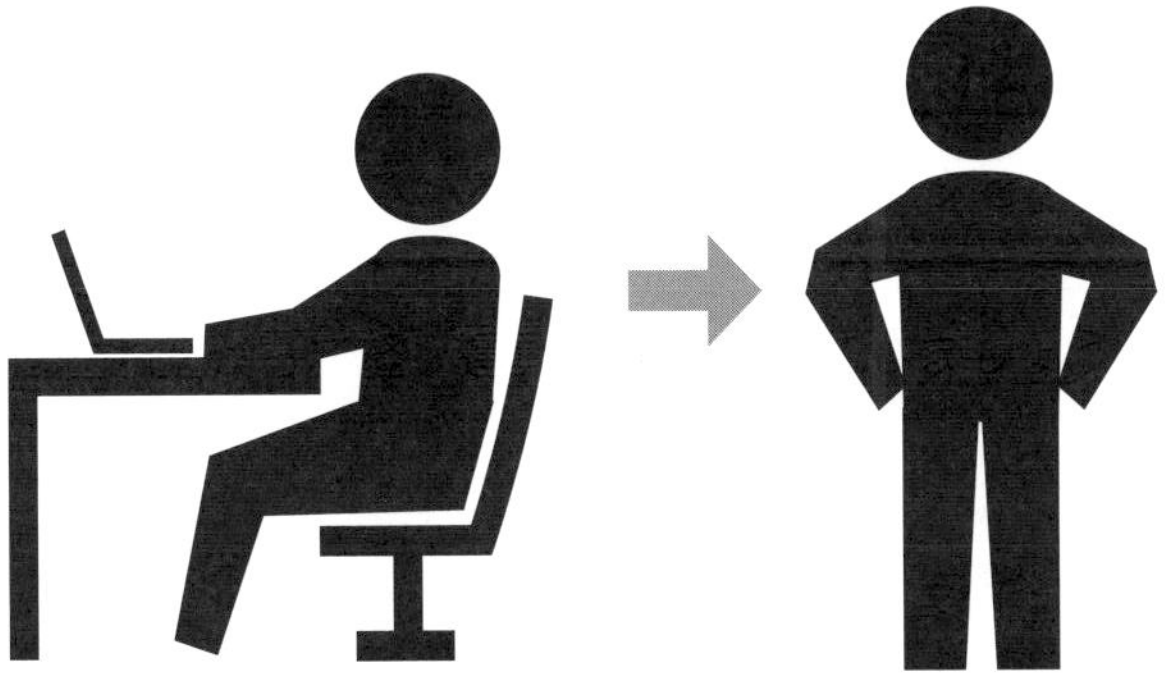

座っている時間は1日10時間以内に。30分または1時間に一回は立ち上がろう。

プラスの動きで効果アップ

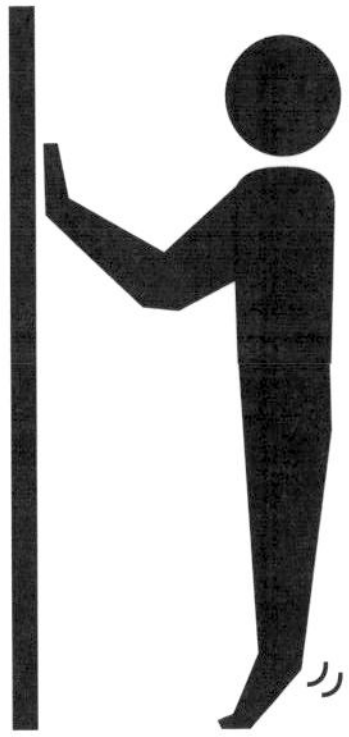

立ったついでに、かかとを上げ下げする運動をしましょう。さらに血流が促進されます。

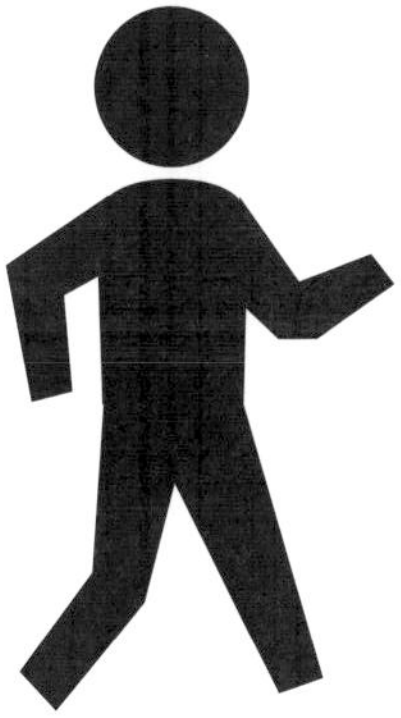

散歩やちょっとした買い物に行くのも運動になります。歩くことで体に刺激を与えましょう。

Part 3

04

週に2・3回、ウォーキングなどの有酸素運動を

POINT

- □ 有酸素運動は記憶機能の改善に有効
- □ 週に2・3回を目安に取り組んで習慣化しよう
- □ 複数人で行うと、さらに脳を刺激できる

無理なく取り組める有酸素運動を習慣に

有酸素運動が記憶機能を改善させるという報告があります。週に2・3回は体を動かす習慣をつけましょう。

ウォーキング

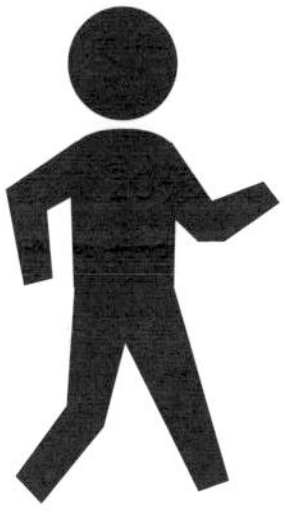

ウォーキングは一日30分を目安に。一度に30分ではなく、朝の出勤で10分、昼の散歩で20分という分散したやり方でかまいません。

ジョギング

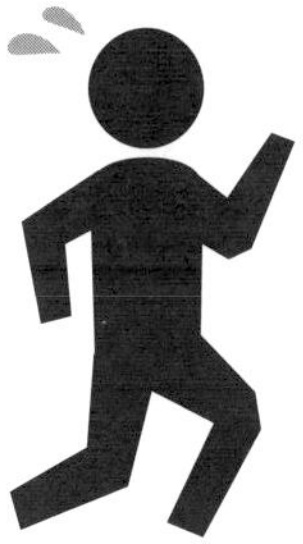

速く進もうとして重心がブレないよう、適度な歩幅を意識することが大切です。ゆっくりと適度なペースで走りましょう。

ハイキング

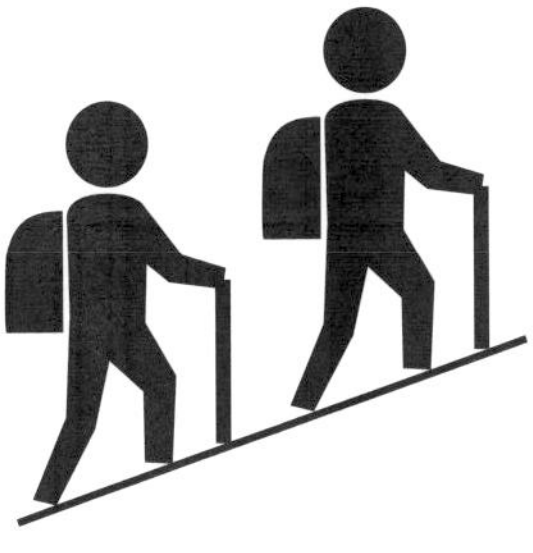

自然を見ながらするのはもちろん、人と一緒にコミュニケーションをとりながら取り組むことも、脳に良い刺激をもたらします。

水中運動

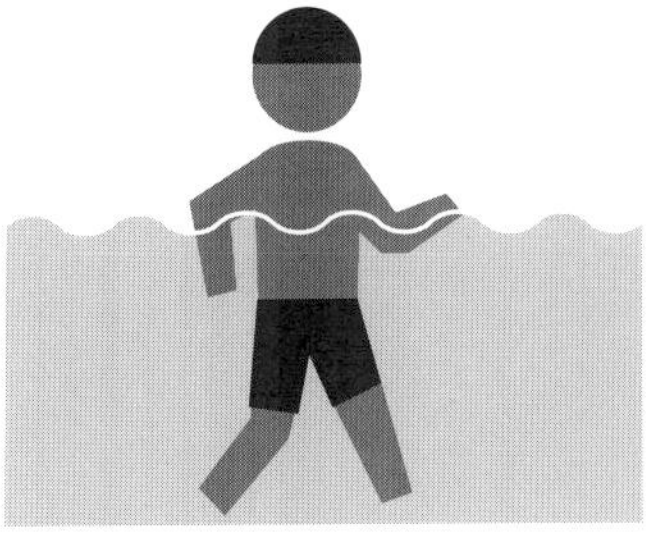

ひざに極力負担をかけずに行える有酸素運動です。水の中で前に歩いたり、後ろに歩いたり、複数の歩き方をしてみましょう。

Part 3
05

サイクリングでバランス能力を鍛える

POINT

- □ 複数の動作を要するサイクリングで脳を刺激する
- □ バランス感覚も鍛えられる
- □ ひざへの負担が少なく運動できる！

サイクリングのメリット

ふだんは車や電車、バスで行くところを、自転車に変えるだけで有酸素運動になります。

①バランス感覚を養える

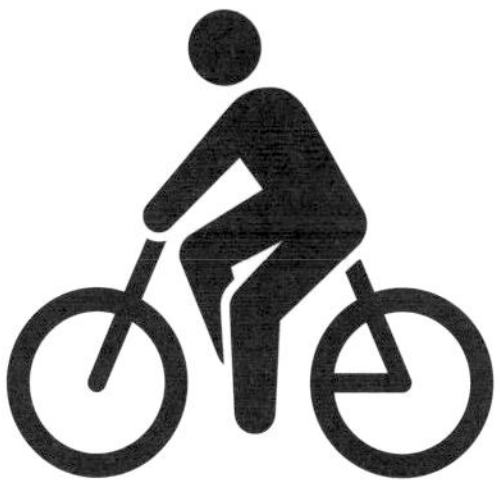

自転車にはバランスがよくないと乗ることができません。日常的に自転車に乗ることで、バランス感覚を損なわずにすみます。

②あまりひざへの負担がない

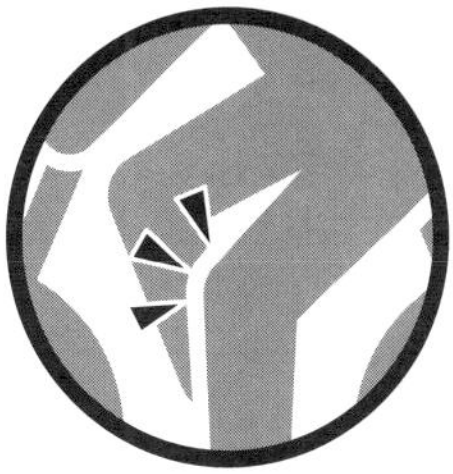

座った状態で脚を動かすため、ひざに体重がかからないという良さがあります。ひざに痛みがある人は、歩くよりもサイクリングがおすすめです。

③注意力が身につく

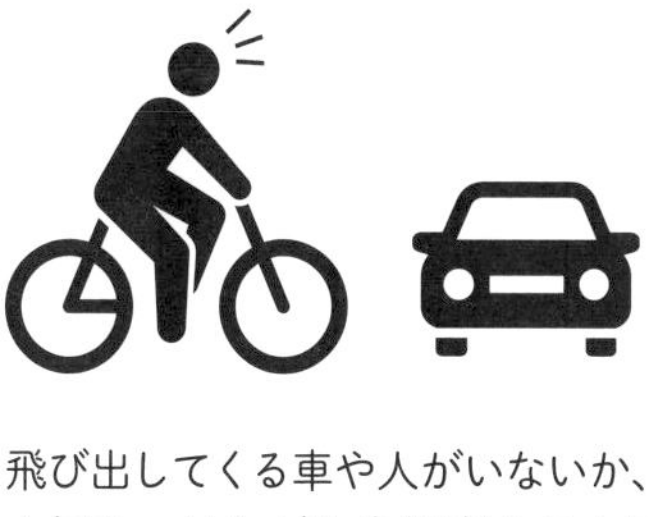

飛び出してくる車や人がいないか、よく気をつけながら自転車をこぐことで、周りの変化を敏感に察知できるようになるでしょう。

④ストレス解消になる

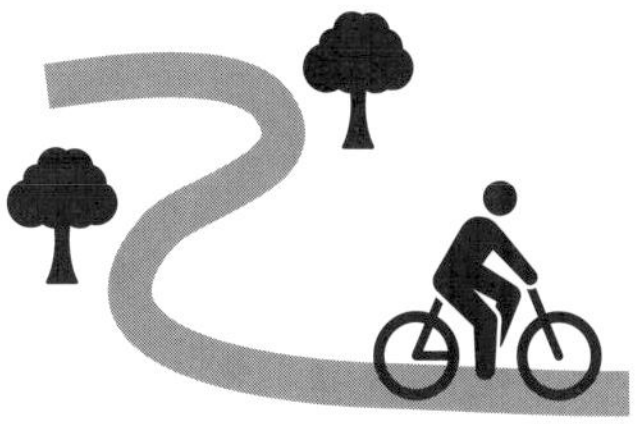

体を動かすだけではなく、外の景色を楽しむことができ、ストレス解消になります。景色のいいサイクリングロードを走るといいでしょう。

Part 3
06

下半身の筋肉を動かす

POINT

□ 全身の筋肉の、約3分の2は下半身にある

□ 第二の心臓である脚を鍛えて血流をよくしよう

□ 大きな筋肉を動かすことで脳が刺激される

下半身を鍛えて血流をよくする

脚は心臓と同様に、血液を全身に循環させるポンプの役割があります。足腰を動かし、ポンプ機能を利用して溜まった血液を循環させましょう。

動いていないとき　　**動いているとき**

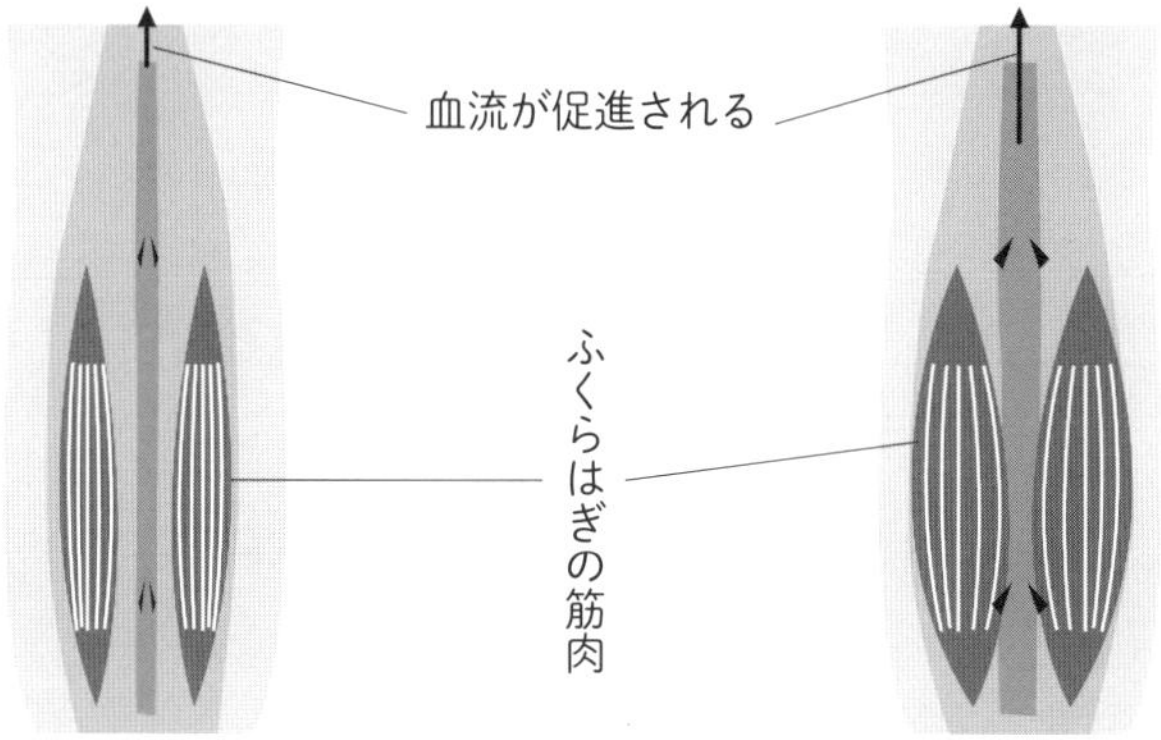

大きな筋肉を動かして脳を刺激する

下半身には大腿四頭筋や殿筋群など大きな筋肉が集まっています。

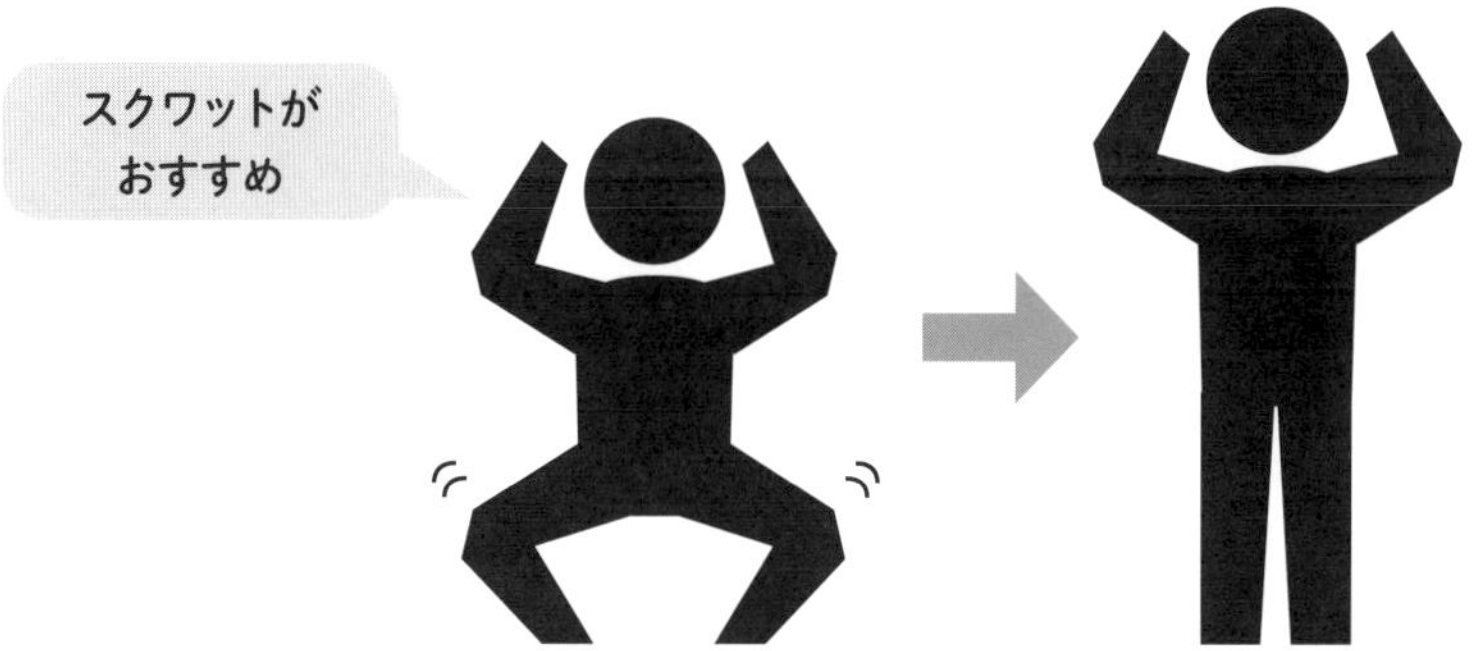

継続すればさらに効果アップ！

Part 3
07

ヨガはメンタルにも効果的

POINT

□ 深い呼吸をともなうヨガは有酸素運動になる

□ 集中力が高まり、自律神経も整う

□ リラックス効果もあり、メンタルも安定する

ヨガは心身をリラックスさせる

ヨガは有酸素運動のひとつとしておすすめです。はじめはヨガ教室に通うなどして、正しいやり方を学ぶといいでしょう。

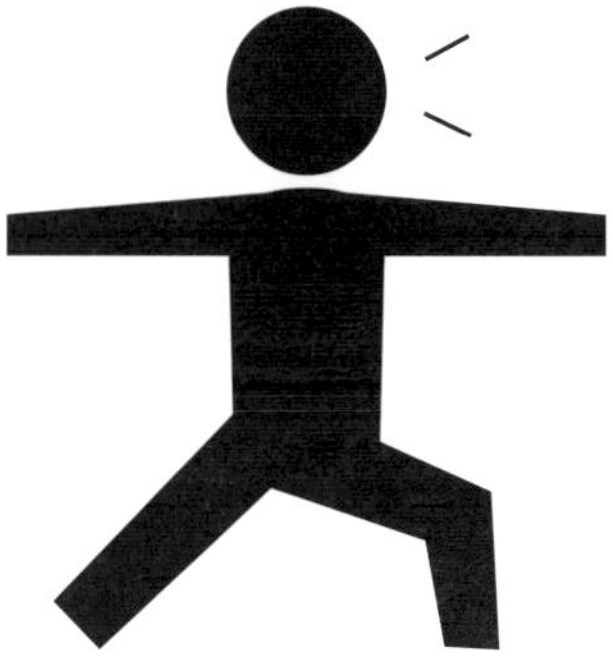

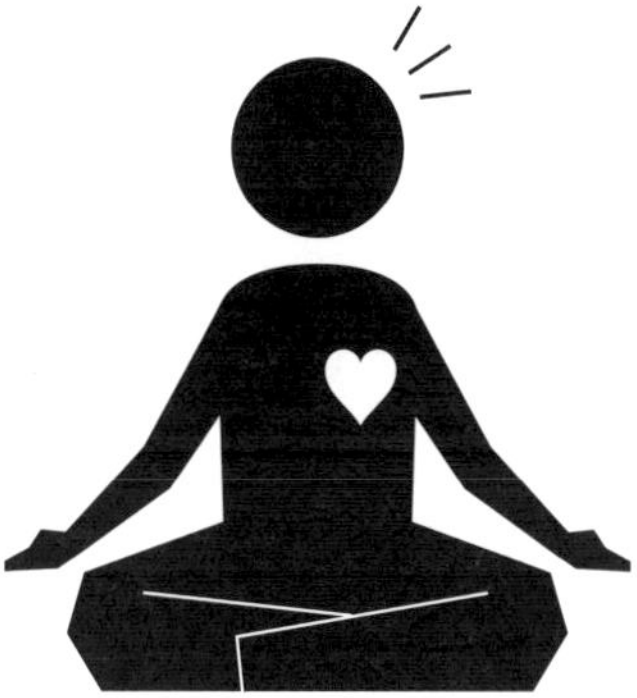

①深呼吸ができる

深く呼吸しながら行うため、有酸素運動と同じような効果が得られます。また、深呼吸によって血圧が下がりやすくなります。

②自律神経が整う

集中力が高まったり、自律神経が整ったりと、心身のバランスをとるうえでも効果的です。

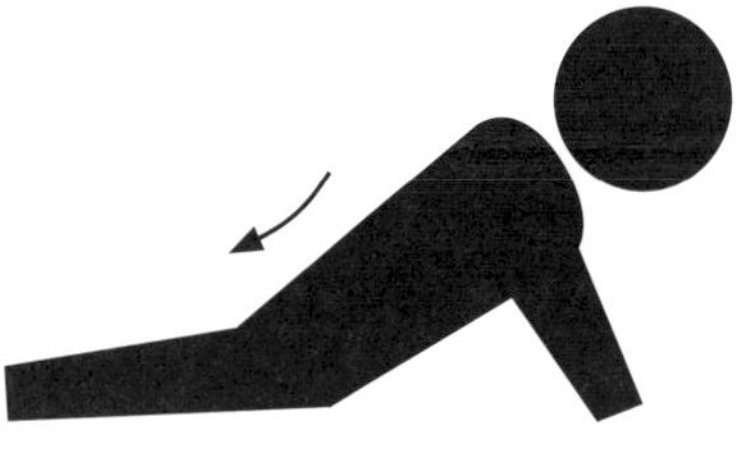

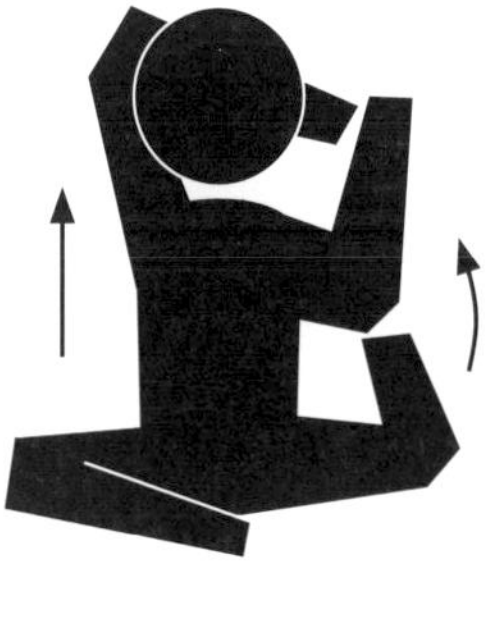

③全身ストレッチになる

数秒間ポーズをキープすることで、全身ストレッチや筋トレにもなります。さまざまなポーズをとることで、体全体の血流が促進されます。

Part 3

08

「コグニサイズ」で脳と体を同時に動かす

POINT

- □ コグニサイズは国立長寿医療研究センターが開発した
- □ 脳と体を同時に刺激して脳を活性化させる
- □ 頭を使いながらステップを踏もう

簡単にできるコグニサイズ

コグニサイズは国立長寿医療研究センターが開発した運動です。頭を使いながら体を動かすことで、脳を活性化できます。

コグニステップ

ステップを踏むごとに数をかぞえ、3の倍数のときには拍手をします。

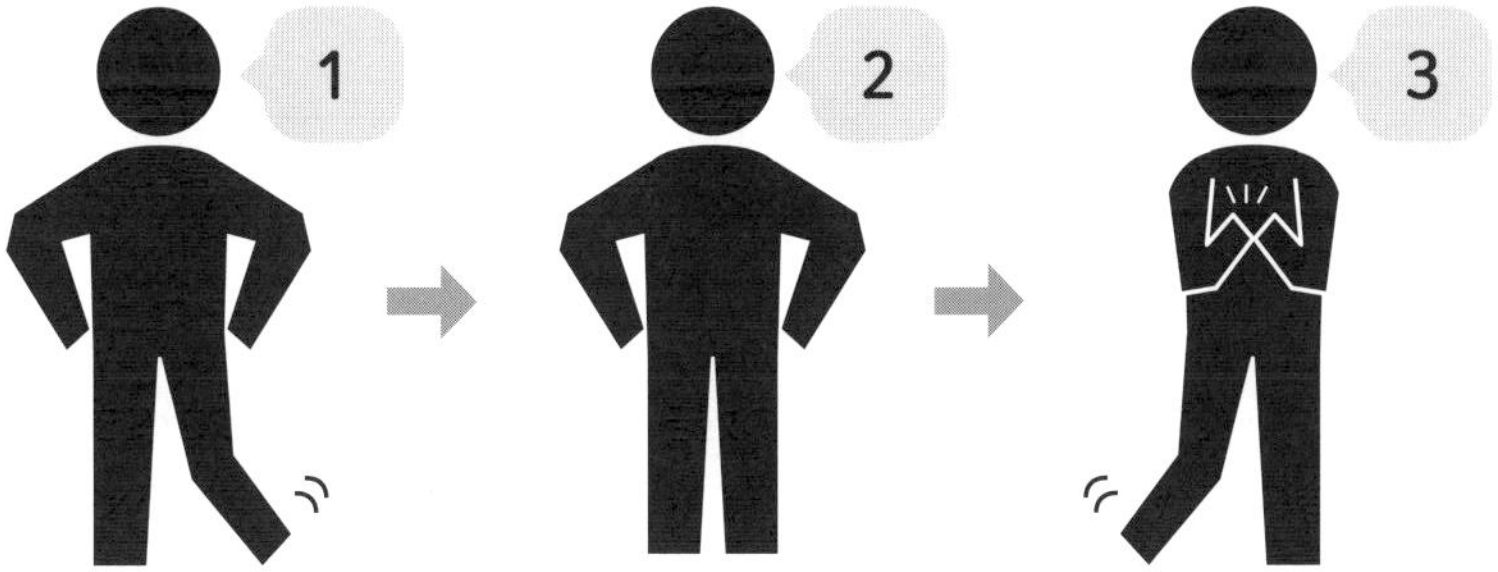

数をかぞえながら
左足を1歩踏み出す

数をかぞえながら
左足をもとに戻す

右足も同じように繰り返し、
3の倍数のとき拍手をする。

コグニウォーク

ウォーキングをしながら、テンポよくしりとりや計算をします。誰かと一緒に行うのも、脳への刺激がさらに増えておすすめです。

第4章

自分で防げる日常生活の習慣

食事や運動のほかにも、睡眠や入浴、人との交流、脳トレや読書など、小さな生活習慣が認知症を遠ざけます。最低限取り組んでおきたい日常の習慣を紹介します。

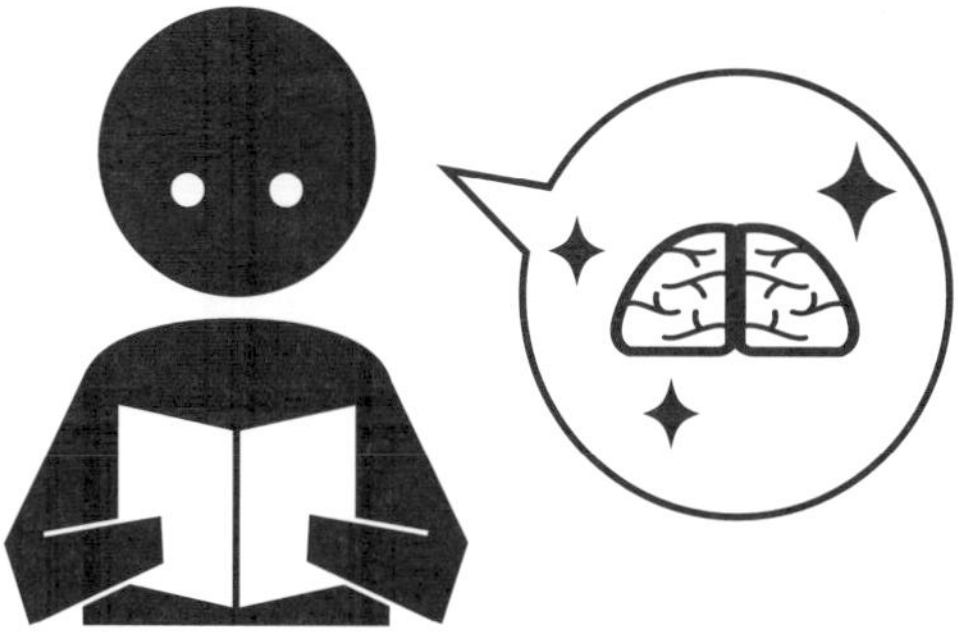

Part 4
01

朝と夜の2回、血圧を測る習慣をつける

POINT

- □ 年1回の健康診断だけで安心しないようにする
- □ 自分が高血圧だと自覚できない人が多い
- □ まずは日常的に血圧を測るのが大切

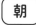

年1回の健康診断の結果で満足しない！

年に1回の健康診断の血圧の結果が正常値でも、より細かく定期的に測ってみると、実は高血圧だったというパターンがあります。

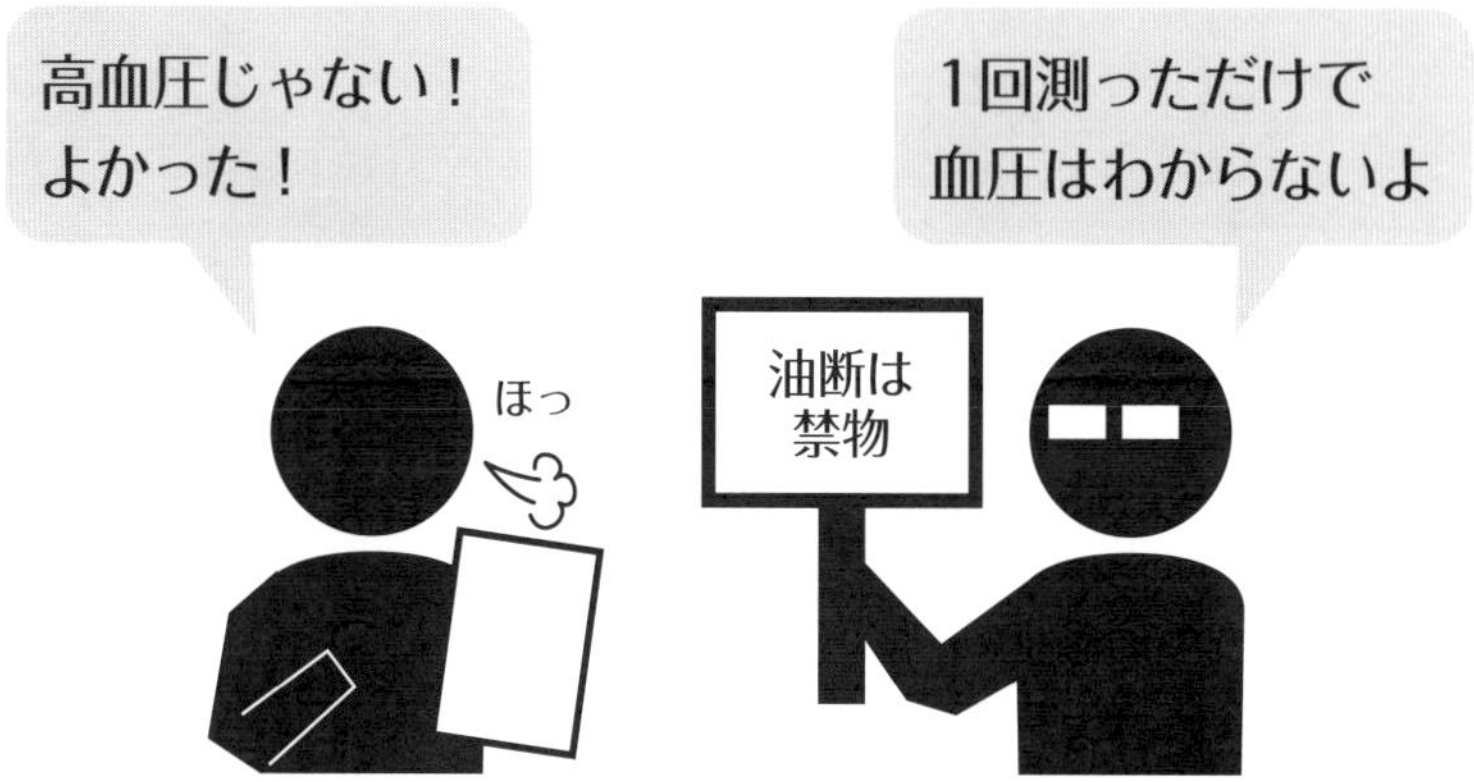
高血圧じゃない！
よかった！
ほっ
油断は
禁物
1回測っただけで
血圧はわからないよ

毎日2回血圧を測り記録しておく

家庭で血圧を測る場合、正常値は115/75mmHg 以下です。毎日朝と夜に2回測って、自分の血圧を把握しておきましょう。

朝

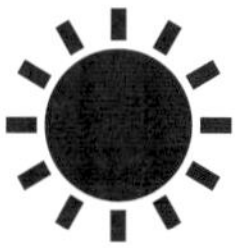

起床後、排泄を済ませ、朝食をとる前に測りましょう。

夜

夕食とお風呂を済ませ、少し安静にしてから測りましょう。入浴後は1時間以上あけてください。

正常血圧
- 家庭で測定　115/75mmHg未満
- 病院で測定　120/80mmHg未満

高血圧（治療の対象）
- 家庭で測定　135/85mmHg以上
- 病院で測定　140/90mmHg以上

Part 4

02

睡眠不足で認知症のリスクがグンと上がる

POINT

□ 睡眠中にアミロイドβ《ベータ》が排出される

□ 睡眠不足が続くと脳にアミロイドβが蓄積される

□ 睡眠時間が5時間以下だと認知症になりやすい

睡眠中に脳に溜まった老廃物を掃除する

脳の老廃物であるアミロイドβ（P22参照）は睡眠中に脳から排出されます。睡眠不足が続くとアミロイドβの蓄積が加速し、認知症のリスクが高まります。

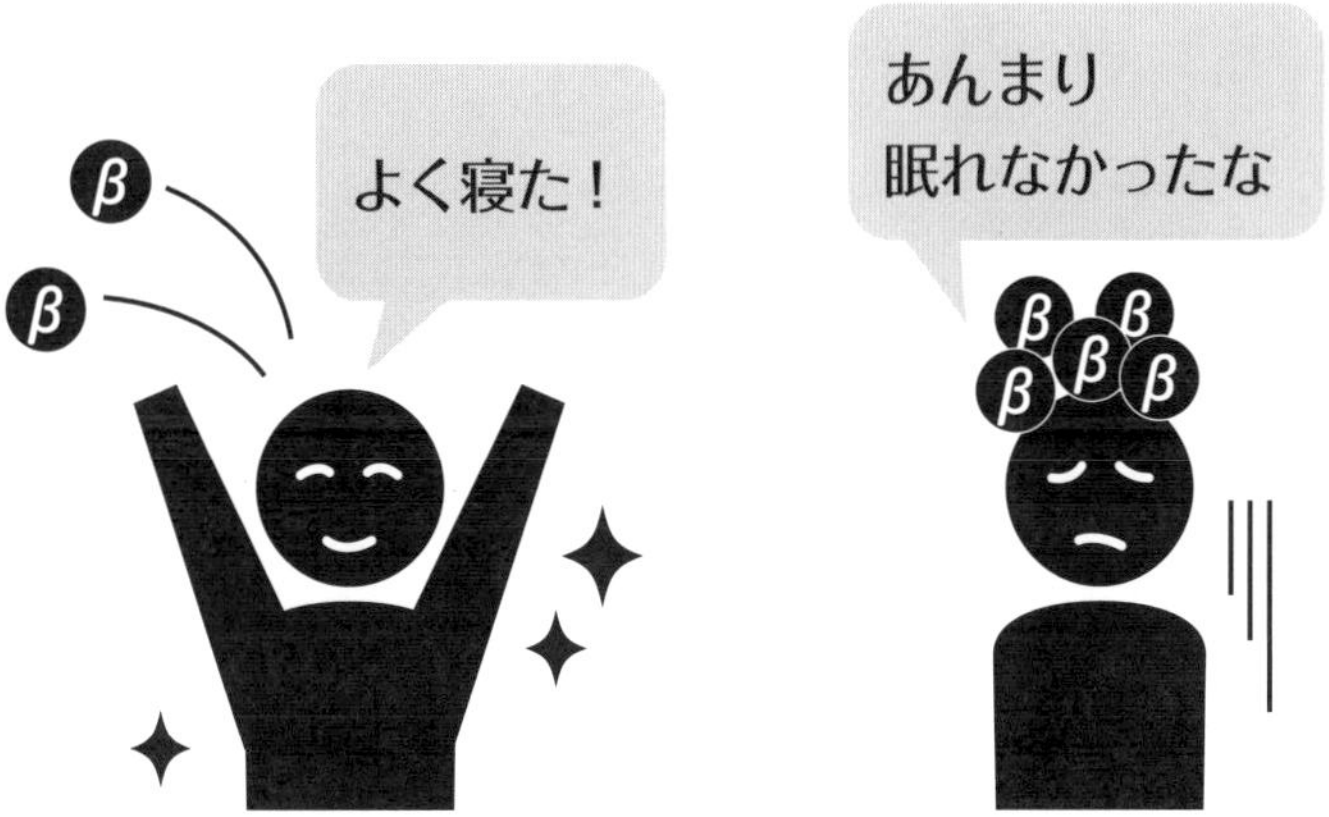

睡眠時間が5時間未満で認知症のリスクがアップ

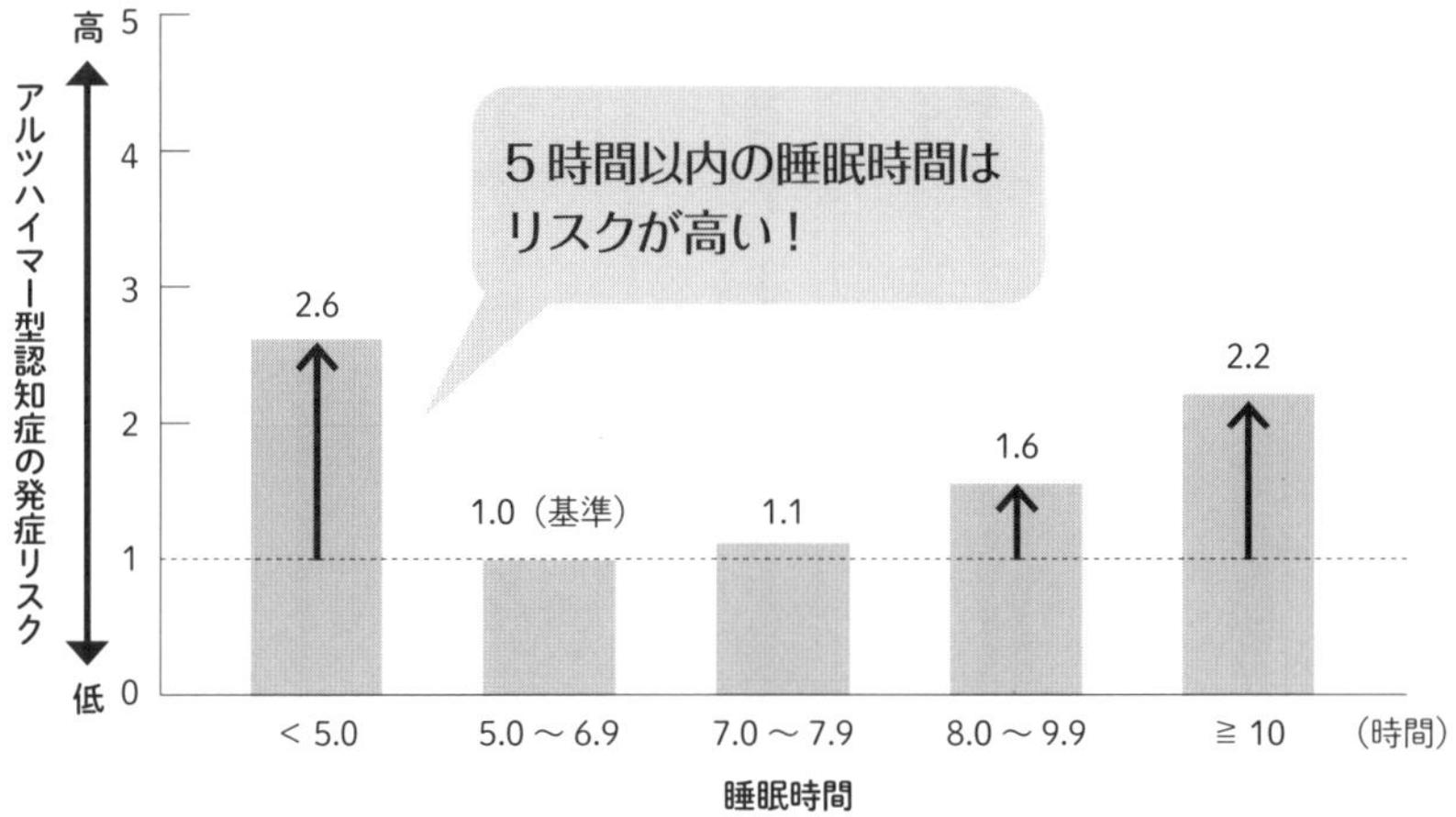

出　典：「Association between daily sleep duration and risk of dementia and mortality in a Japanese community.」Ohara T et al., Journal of the American Geriatrics Society vol.66(10):1911-1918, 2018 ／「認知症コホート研究から (1): 久山町研究」小原知之・二宮利治 , 日本内科学会雑誌 vol.108(9):1737-1742, 2019

Part 4
03

朝は決まった時間に起きる

POINT

- □ 起床して朝日を浴びて体内時計をリセット
- □ 日中はアクティブに体を動かそう
- □ 夜のコーヒーやお酒はなるべく控える

良質な睡眠サイクルをつくる方法

起床　朝日を浴びる

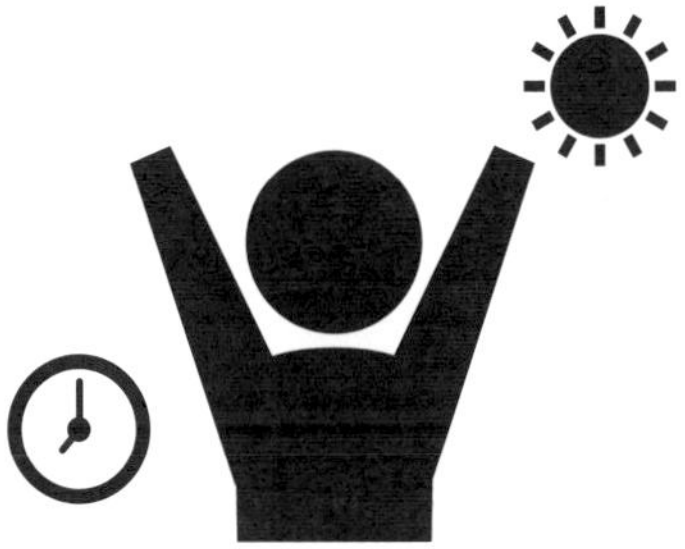

朝は同じ時間に起床し朝日を浴びることで、脳の体内時計がリセットされます。夜に眠りを誘うホルモンが分泌され、入眠しやすくなります。

日中　体を動かす

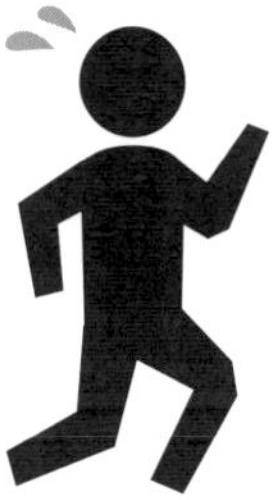

日中は積極的に体を動かし、アクティブに過ごしましょう。体を疲れさせることで眠りやすくなり、良質な睡眠をとることができます。

夕方　強い光を浴びない

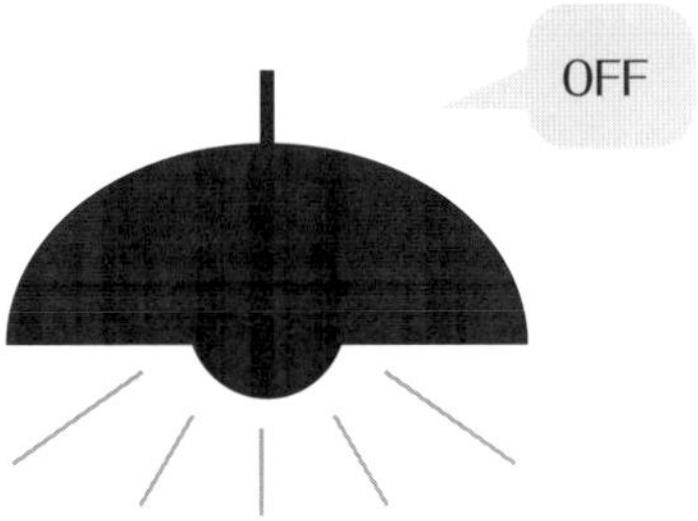

夕方以降は照明を暗くし、光の刺激を少なくすることで眠りを誘うホルモンが分泌されます。テレビやスマートフォンなどの光も要注意。

夜　カフェイン・お酒は控える

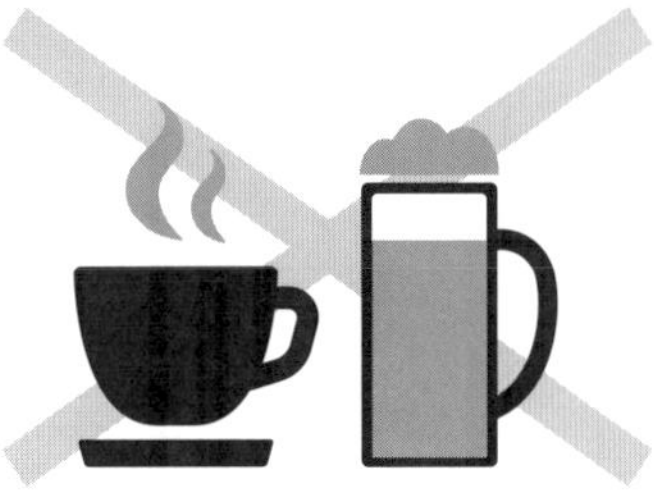

カフェインやアルコール類は脳の覚醒と利尿作用をうながします。ノンレム睡眠をとりにくくなるため、夜は控えましょう。

Part 4
04

30分未満の昼寝をとる

POINT

- □ 30分未満の昼寝で脳も体も活発になる
- □ 活動状態がいいと、夜も安眠できるようになる
- □ ただし、過度の昼寝や15時以降の昼寝は控える

眠たくなったら30分未満の昼寝を

日中に軽く昼寝をとることで、眠気がとれて体や脳を活動的に動かすことができます。日中の活動状態がいいと夜もよく眠れるようになります。ただし、昼寝では寝すぎに注意しましょう。

15 時までに 30 分未満の昼寝を

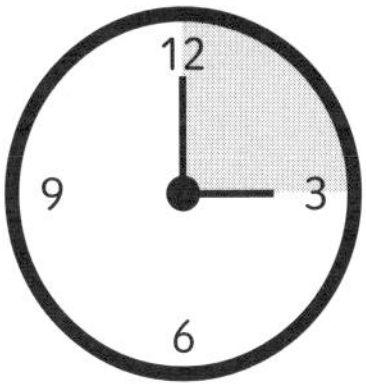

昼食後から15時までに昼寝を30分未満とりましょう。認知症リスクが下がるという報告があります。

1 時間以上の昼寝は認知症のリスクに

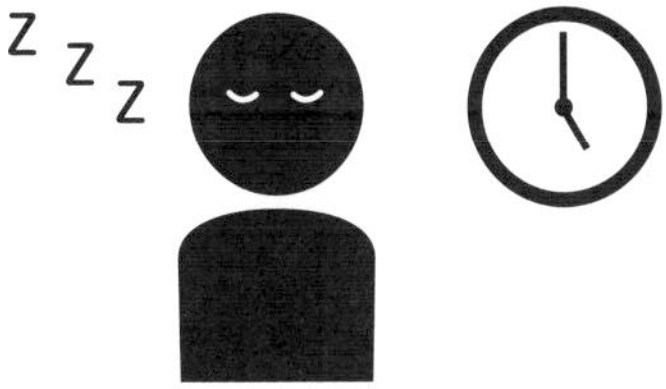

60分以上の昼寝は認知症のリスクを増加させるという報告があります。アラームをセットしておくといいでしょう。

昼寝の前にコーヒーを飲む

30分程度で起きられない人は、寝る前にコーヒーを飲むとスッキリと起きられるようになります。

起きたあとは体を動かす

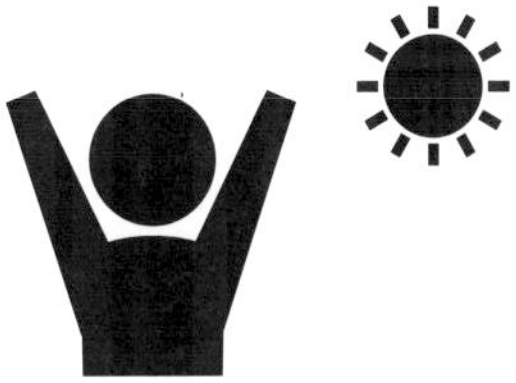

昼寝のあとは太陽の光を浴びたり、軽い運動をしたりして、体を覚醒させましょう。

Part 4
05

歯は20本以上残して嚙む力を保つ

POINT

□ 歯が20本以上ある人は認知症リスクが低い

□ そしゃくは脳の健康と大きな関わりがある

□ 義歯でもいいので、嚙む力を維持しよう

噛むことで脳を活性化させる

噛むときに使われる筋肉や歯の周囲は脳の神経と関わっています。歯を失うと噛む回数が減り、血流が悪くなったり、脳への刺激が少なくなったりすることで認知症になるリスクが高まります（P90参照）。

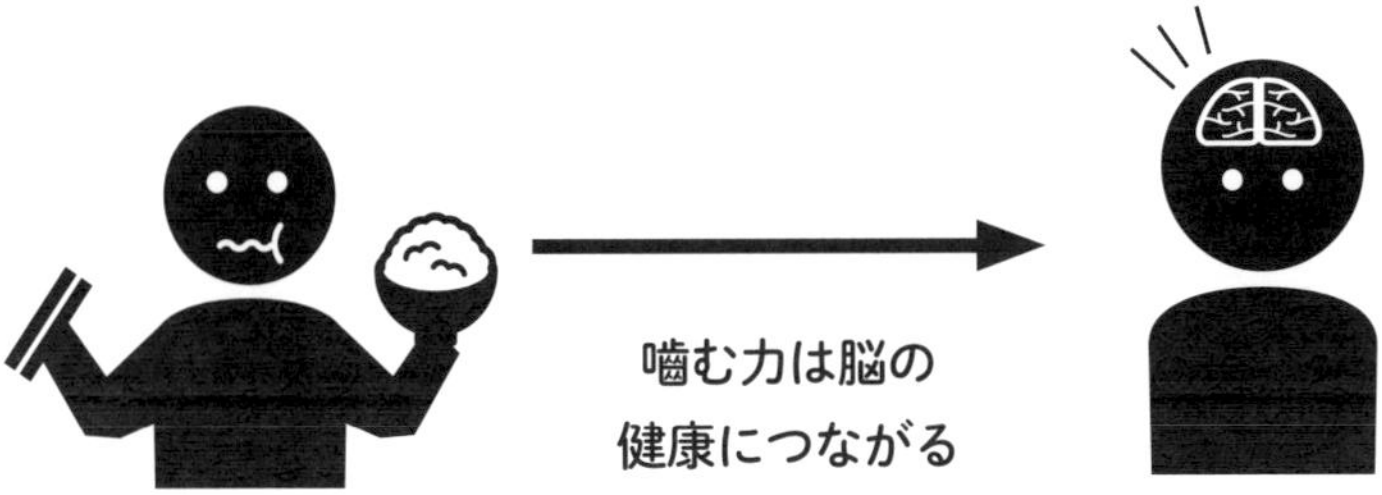
噛む力は脳の
健康につながる

20本以上の歯を残そう

ある研究では、20本以上自前の歯がある人は、ほぼ歯がない人に比べて認知症リスクが格段に低いという結果に。自前の歯が20本未満の人は義歯でもいいので歯の数を増やして噛む力を維持しましょう。

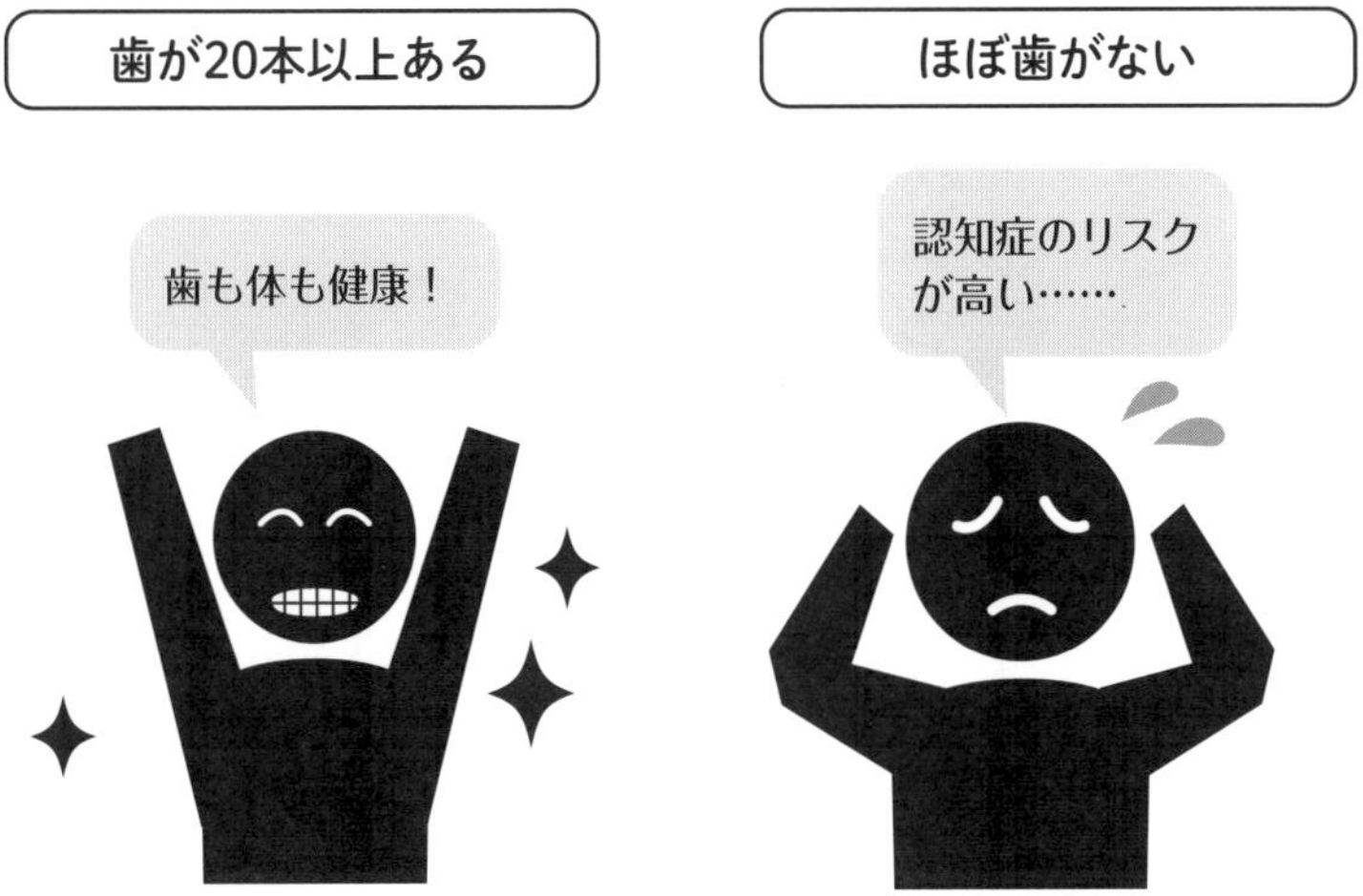
歯が20本以上ある
ほぼ歯がない
歯も体も健康！
認知症のリスク
が高い……

Part 4

06

食事を終えたら歯磨きをする

POINT

□ 歯を失う二大原因は「虫歯」と「歯周病」

□ 歯周病はアミロイドβ《ベータ》の蓄積を促進し認知症のリスクに

□ それを防ぐにはちゃんと歯磨きをすること

こまめな歯磨きで「虫歯」と「歯周病」を防ぐ

食事をしたあとは、こまめに歯磨きをして歯をきれいに保ちましょう。

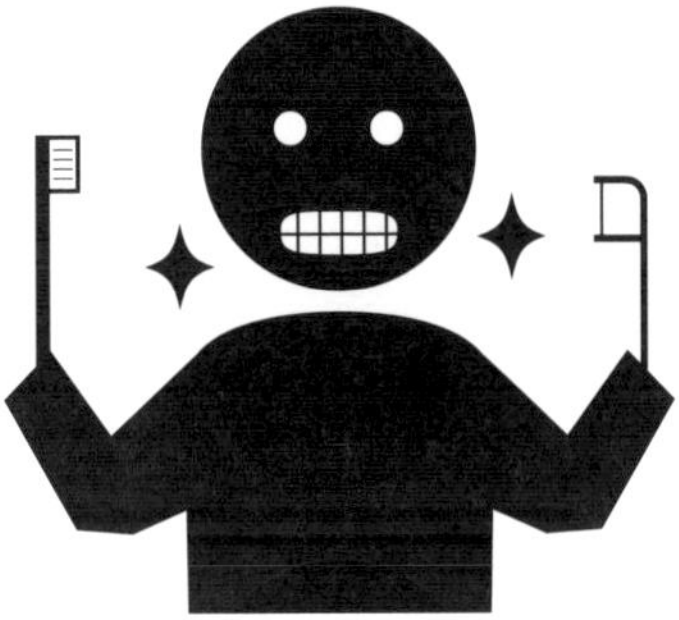

歯ブラシだけでなく、歯間ブラシや電動歯ブラシを使うのも有効です。

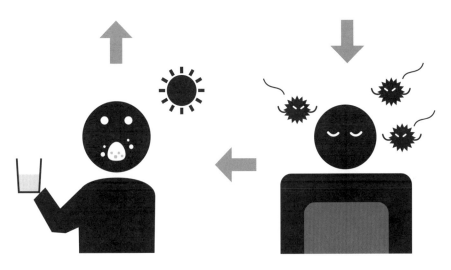

睡眠中は唾液の分泌量が減り、口内の歯周病菌が増加します。

朝起きたら「口うがい」をし、歯周病菌を流すようにしてください。

Part 4

07

耳が遠くなったら早めに補聴器を使う

POINT

- □ 耳が遠くなると人との会話が減る
- □ 会話が減ると脳への刺激が減り、認知症に
- □ 早めに補聴器を使って人との関わりを保とう

耳が遠くなると認知症のリスクは2倍以上に！

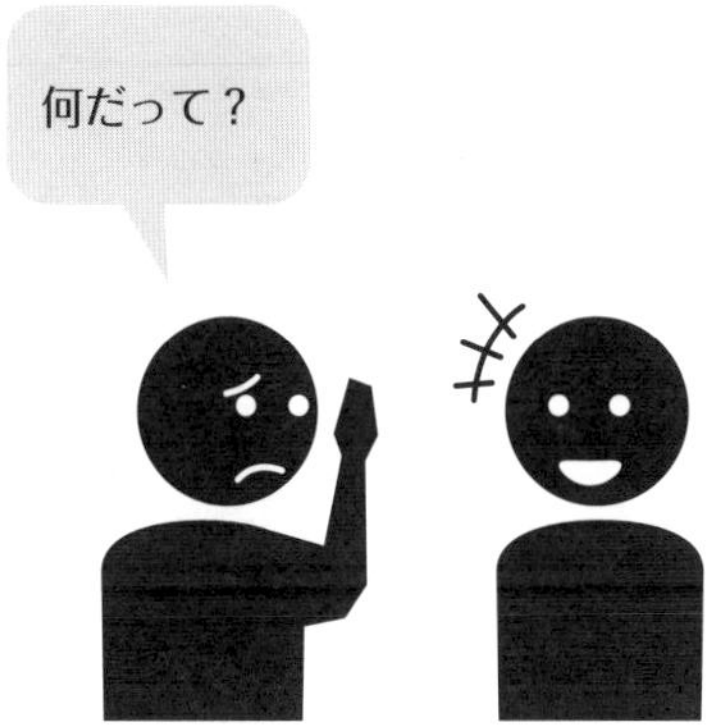

耳が遠くなると、聞き返すことが増え、人との会話がおっくうになります。

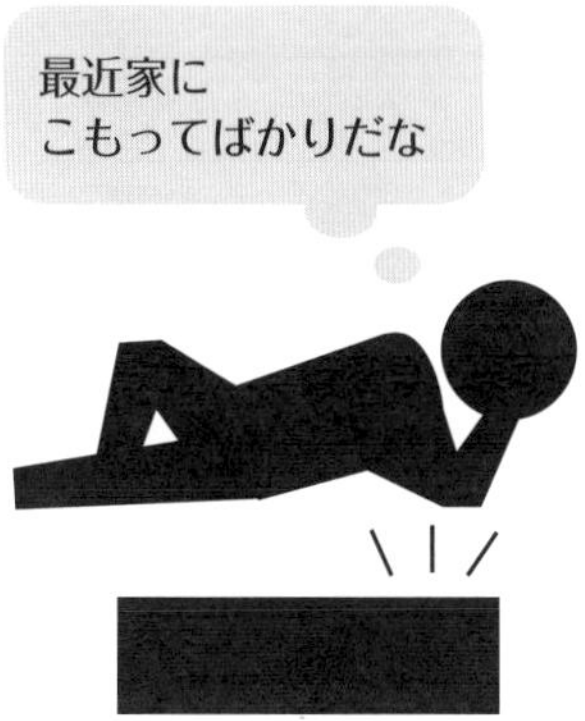

会話が難しくなると人と触れ合う機会がどんどん減ります。脳も刺激されなくなり、認知症の進行を早めます。

補聴器を使って生活する

難聴は予防可能な要因のなかで最も大きな認知症の危険因子です。耳が遠いと感じたら、早めに補聴器を使いましょう。早めに対処すれば、人との会話や社交的な機会を失うことなく、認知症予防につながります。

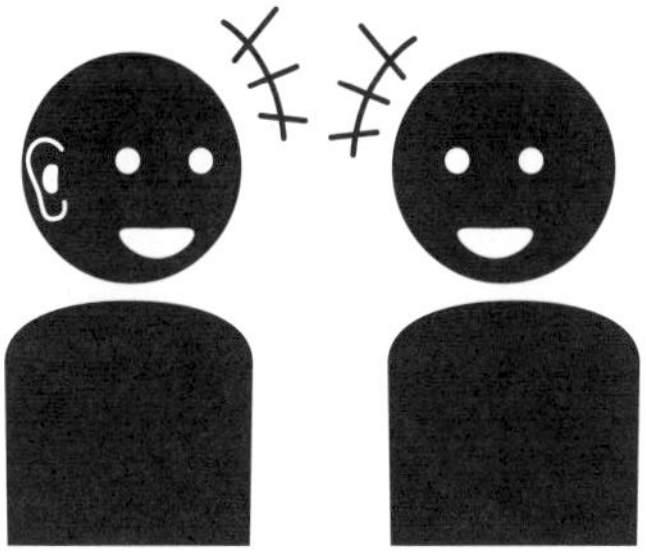

人との交流

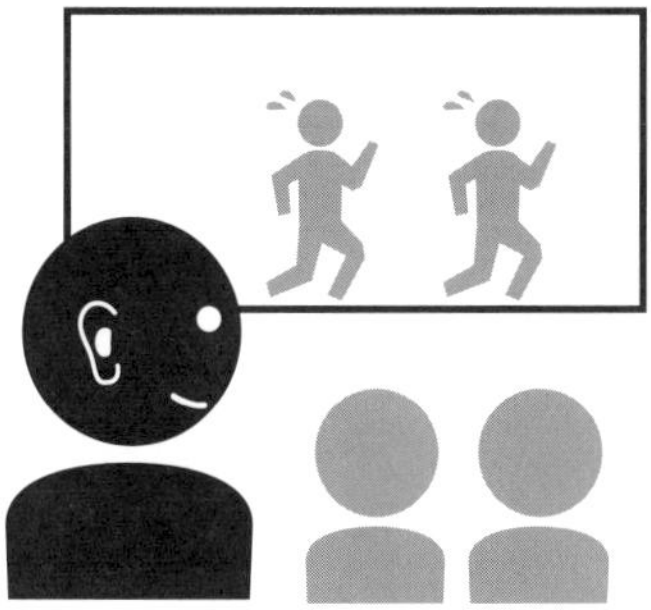

映画を観る

Part 4
08

禁煙外来を利用して上手にたばこをやめる

POINT

□ 喫煙は認知症の発症リスクを高める

□ 禁煙すれば、未経験者と同等のリスクに

□ 禁煙外来を活用し、禁煙を目指そう

喫煙者の発症リスクは1.73倍！

喫煙者は非喫煙者に比べ、認知症の発症リスクは1.73倍で、吸う本数が多いほどリスクが高くなります。禁煙すれば、喫煙未経験者とほぼ同じ数値に近づくことができます。

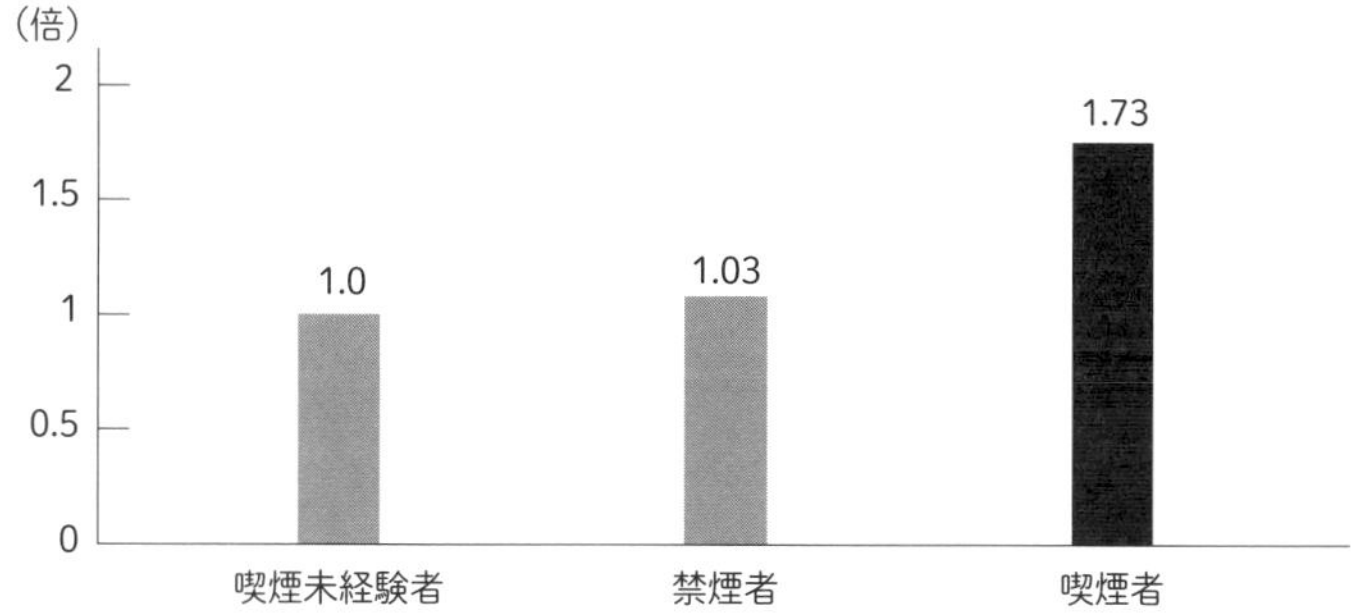

出典：「Midlife and Late-Life Smoking and Risk of Dementia in the Community : The Hisayama Study.」Ohara T et al., Journal of the American Geriatric Society vol.63(11):2332-2339,2015 より作成

禁煙外来に行って確実に治そう！

禁煙の治療は、保険診療で治すことができます。自力での禁煙はとても難しいため、禁煙外来を活用することをおすすめします。一般的なスケジュールは以下の通りです。

初回診察

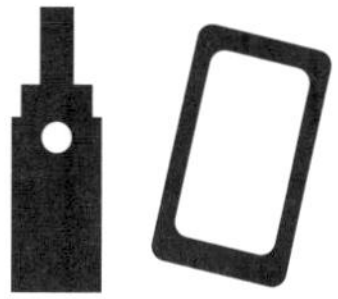

喫煙状況を確認し、依存症の重症度を調べます。COチェッカーやアプリなどの説明を受けます。

通院

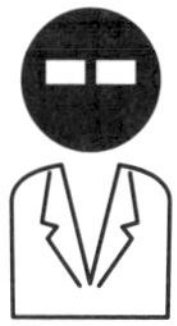

初診から2週間、4週間、8週間後の3回通院し、禁煙状況を確認します。

最終診察

初診から12週間後に最終確認をします。標準治療では、計5回の診療を受けることができます。

Part 4
09

日頃から生活の中のにおいを意識する

POINT

- においを認識する部位は記憶と関連する部位と近い
- においがわからなくなったら認知症の可能性も
- 日頃からにおいを意識してみよう

嗅覚と認知機能の関係性

脳のにおいを記憶する部位は、アルツハイマー型認知症で変性しやすい部位と近く、嗅覚と認知機能は大きな関わりがあります。

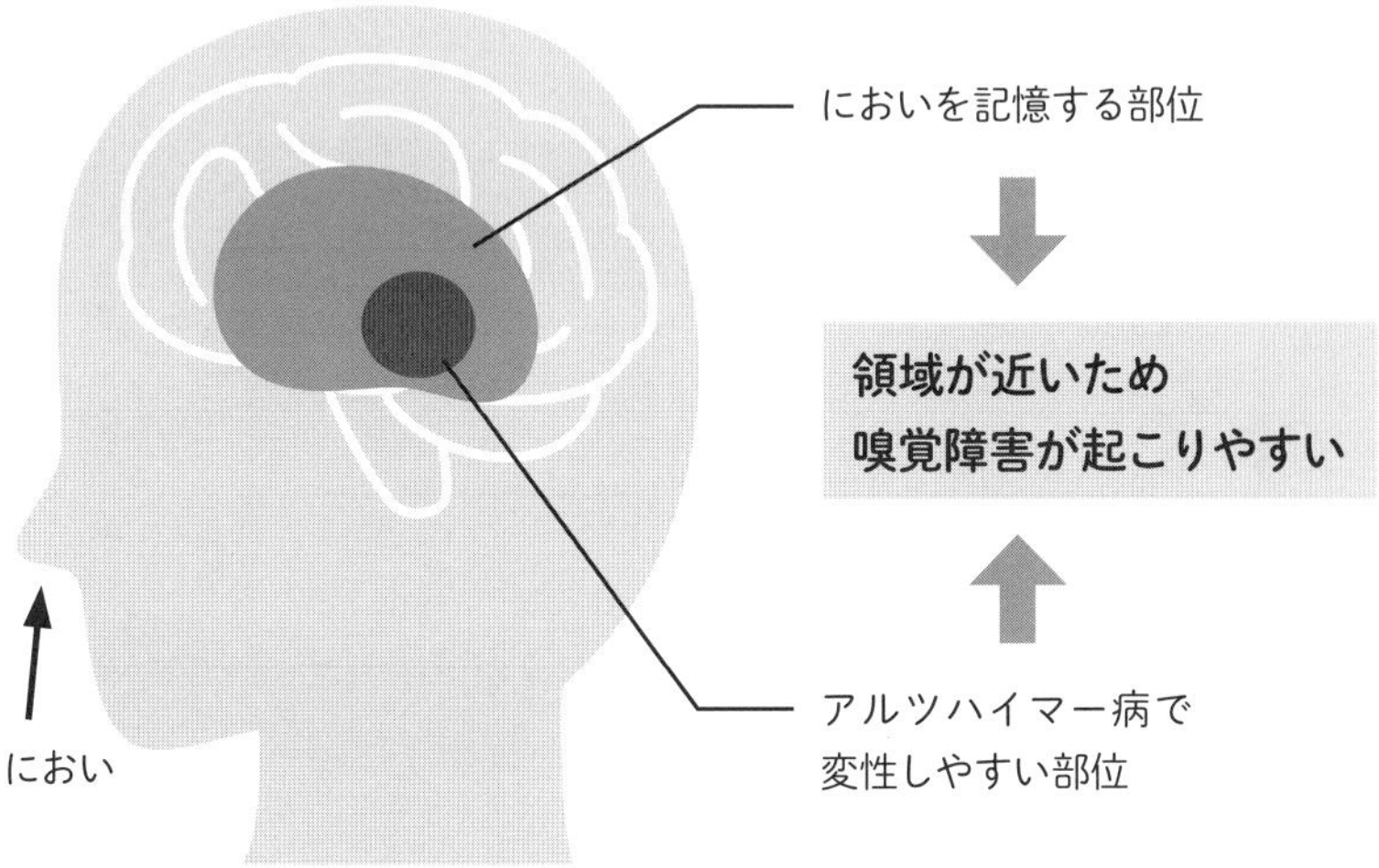

「においがわからない」は認知症の前触れに

アルツハイマー型認知症の人は、初期から嗅覚障害が起こるといわれています。日頃から生活のにおいを意識し、予防対策をしましょう。

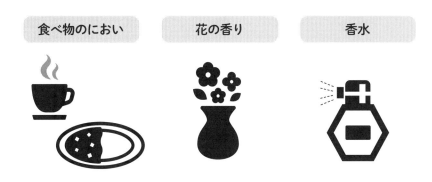

食べ物のにおい

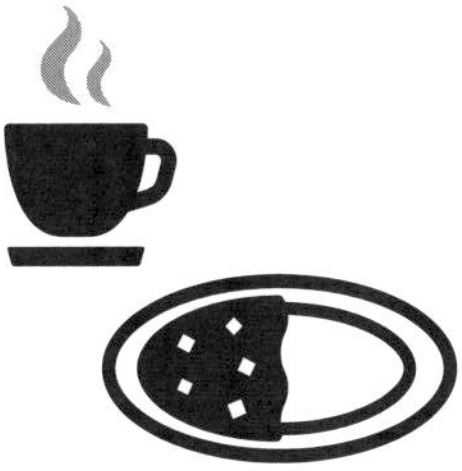

花の香り

香水

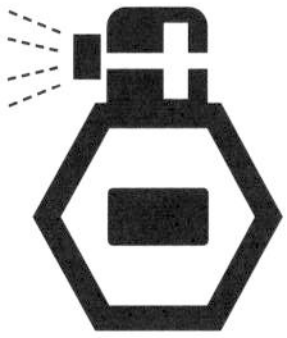

Part 4
10

料理を楽しみ、脳を鍛える

POINT

- □ 料理は頭を使うため認知症予防になる
- □ 手を使い、長時間立つなどの運動になる
- □ 段取りが悪くなったら認知症のサイン

料理中は脳がフル回転している

料理をするときは、体を動かし脳を使うため、認知症予防にうってつけです。

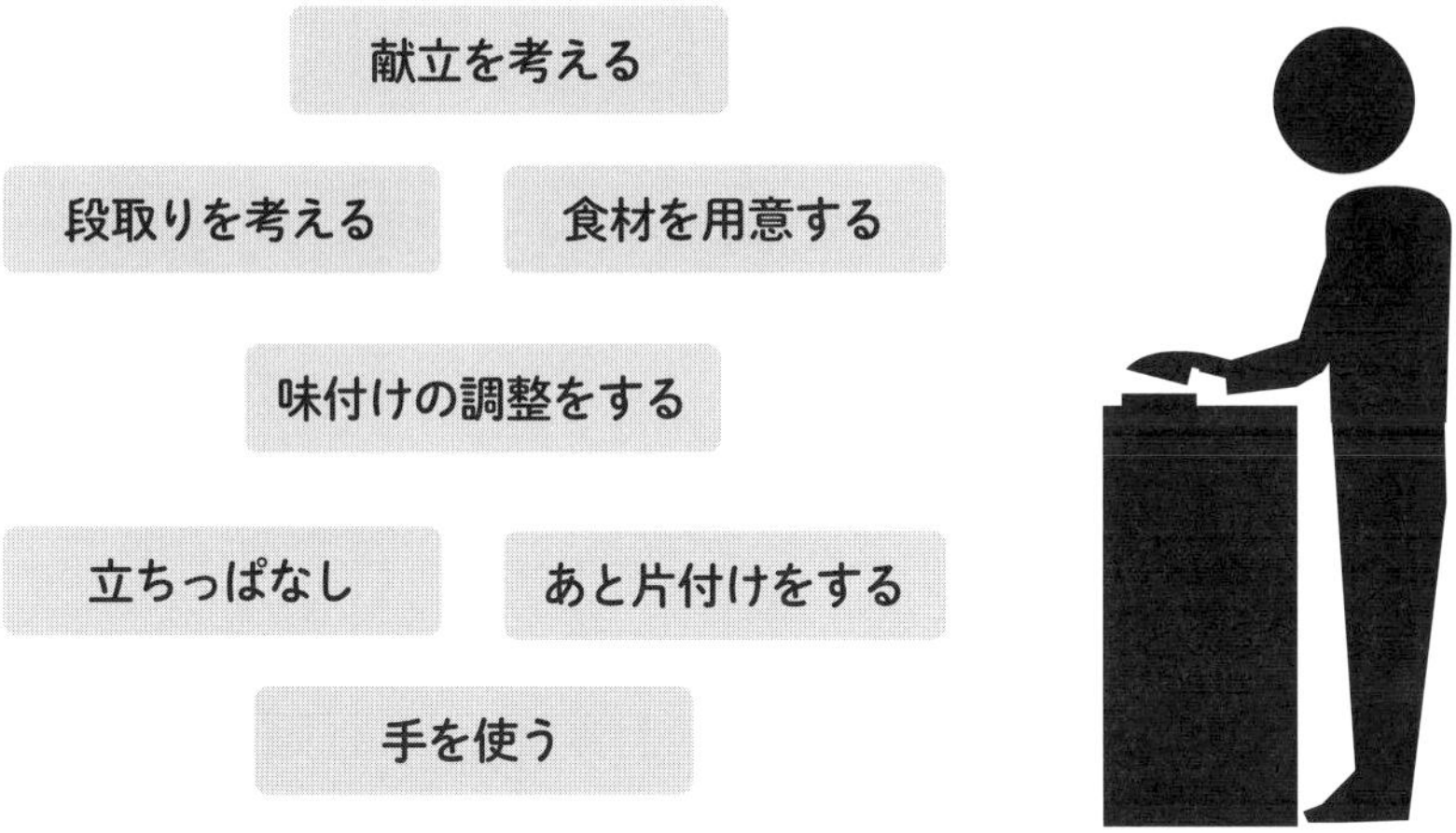

料理における認知症の兆候

認知症になると、料理中の段取りがわからなくなるなどの実行機能の低下が見られます。

手順がわからなくなる

毎日同じような献立になる

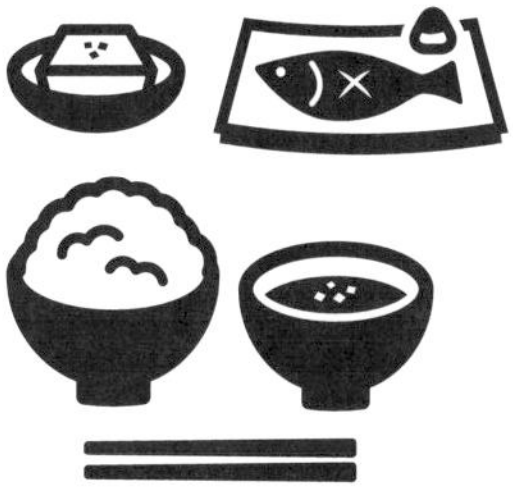

Part 4
11

人と交流し、社会的な孤立を防ぐ

POINT

- 社会的な孤立は認知症のリスクを高める
- 会話をすることで脳が活性化する
- 楽しみながら社会的活動に参加しよう

言葉を使うことで脳が活性化される

言葉を交わすコミュニケーションは、「言葉を理解する」「言葉を選ぶ」といった脳の働きが必要になります。脳に刺激を与えるため、孤立しないことが大切です。

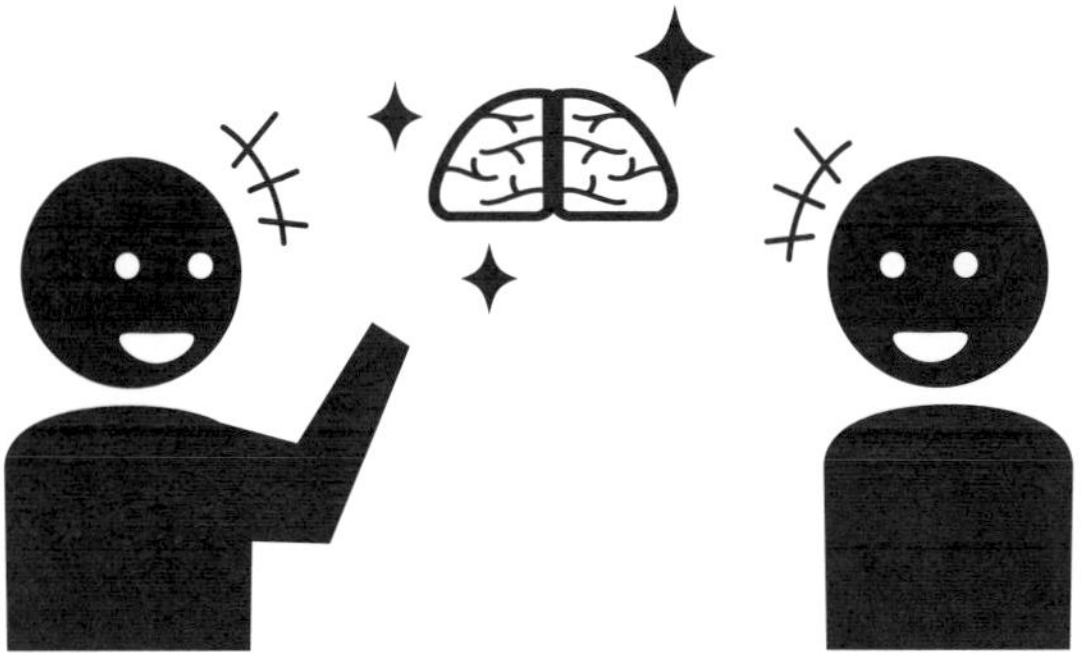

社会活動や趣味の会に参加しよう

人や社会とのつながりを保つため、地域のボランティア活動に積極的に参加してみましょう。楽器演奏や英会話、囲碁や将棋などの趣味の会に参加し、楽しみながら活動することも大切です。

社会活動への参加

趣味の会への参加

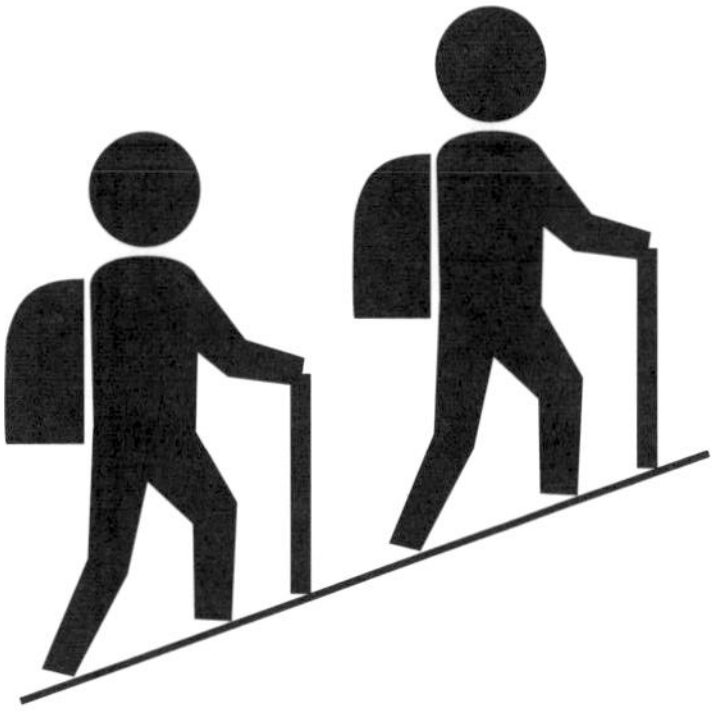

Part 4
12

続けられる脳トレをする

POINT

□ 脳トレは脳に刺激を与え、認知症予防が期待できる

□ ゲームやナンプレなどさまざまな種類がある

□ 好きな脳トレを見つけ、長く続ける

自分に合う「脳トレ」を見つけよう

脳トレは認知症の進行を遅らせる効果があると期待されています。ただし、継続することが重要なため、楽しめるものを選びましょう。

ドリルやアプリ

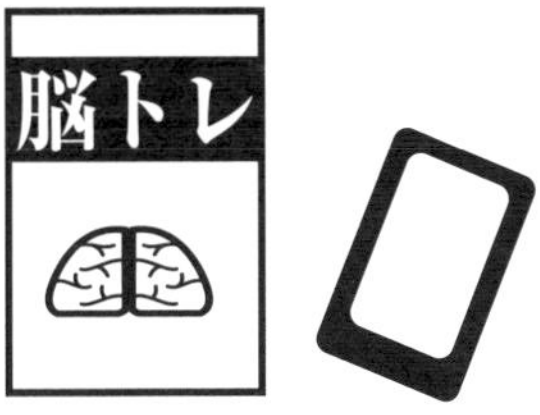

書店で販売されている脳活ドリルやスマホでできるアプリゲームで、さまざまな問題を解くことができます。自分に合うものを選びましょう。

ナンプレ

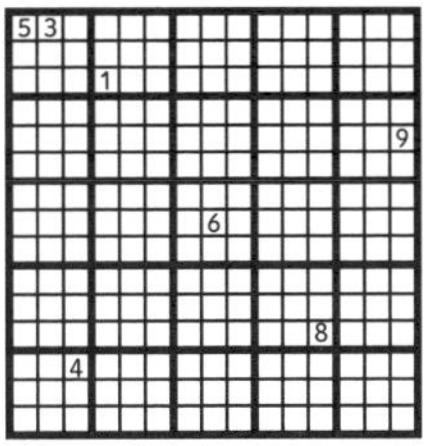

計算やパズルゲームが好きな人はナンプレやクロスワードがおすすめです。書籍やアプリで楽しむことができます。

ボードゲーム

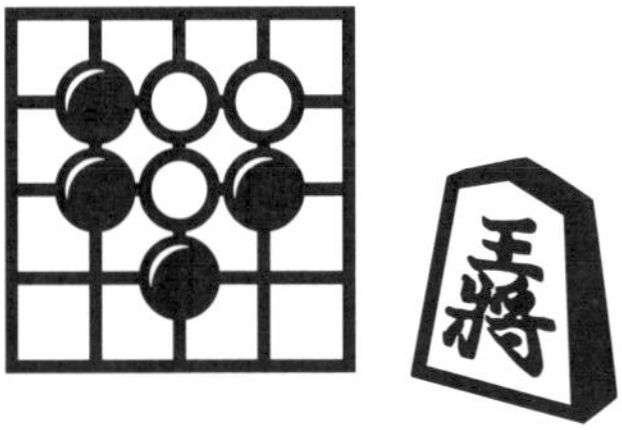

囲碁や将棋、麻雀などのボードゲームも認知機能を高める効果が期待できます。趣味の会などに参加するのもいいでしょう。

ぬり絵

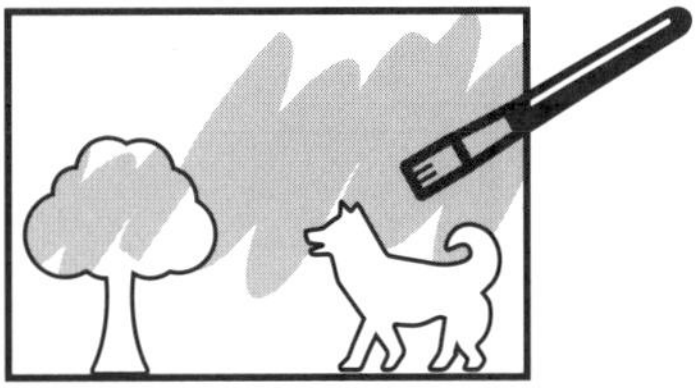

色を決めたり、手先を動かしたりすることで、脳全体の血流を活発にします。絵を描くことは心理的にも良い影響があるといわれています。

Part 4

13

好きな本・マンガ・新聞・雑誌を読んで脳を動かす

POINT

□ 本や新聞を読むことで「頭の体操」になる

□ 読むものはマンガや雑誌などなんでもOK

□ 音読することで脳の血流が良くなる

読書は脳に刺激を与える

読書をすると内容を理解しようとするため、認知機能を鍛えることができます。読むのはマンガや雑誌、新聞などなんでもかまいません。読んだ内容を後で思い出したり、人に話したりするとさらによいトレーニングになります。

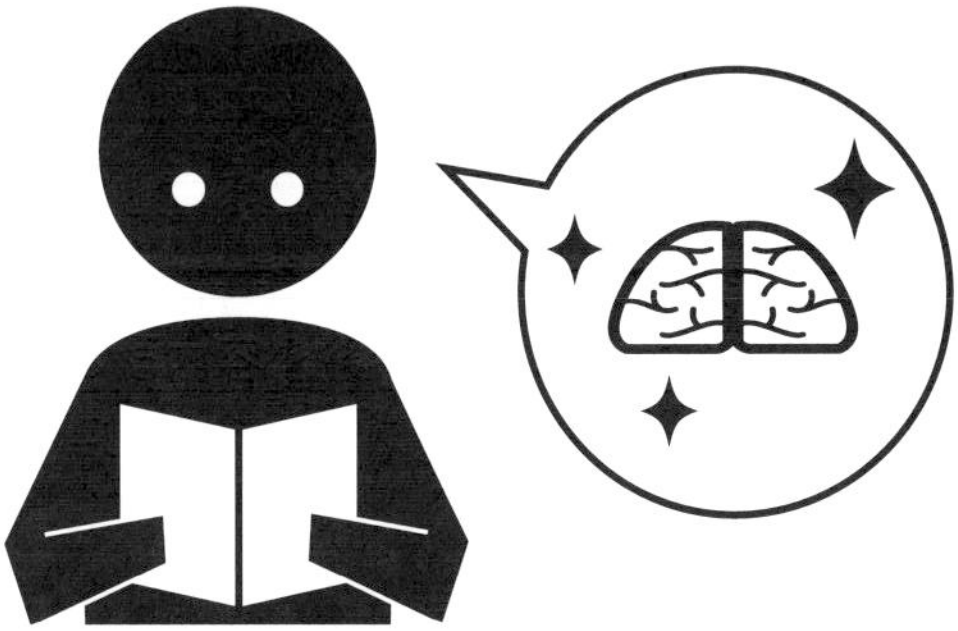

内容の理解

↓

「頭の体操」になる

音読すると聴覚にも刺激を与える

声に出して読むことで聴覚機能が働きます。また、口を動かすことで脳への血流がアップします。

感情を込めて読む

大きな声ではっきりと読む

慣れてきたらスピードアップ！

なんということでしょう！

Part 4

14

日記や書写などの書く習慣をつける

POINT

- 文字を書くことで脳が活性化する
- 日記で一日の出来事を振り返る習慣を
- 好きな題材を書き出すだけでも記憶力を鍛えられる

脳に刺激を与える日記の書き方

一日の出来事を振り返り、手書きで書き出すことで、記憶力の低下を防ぐことができます。文字を書いている人は認知症になりにくいと言われています。

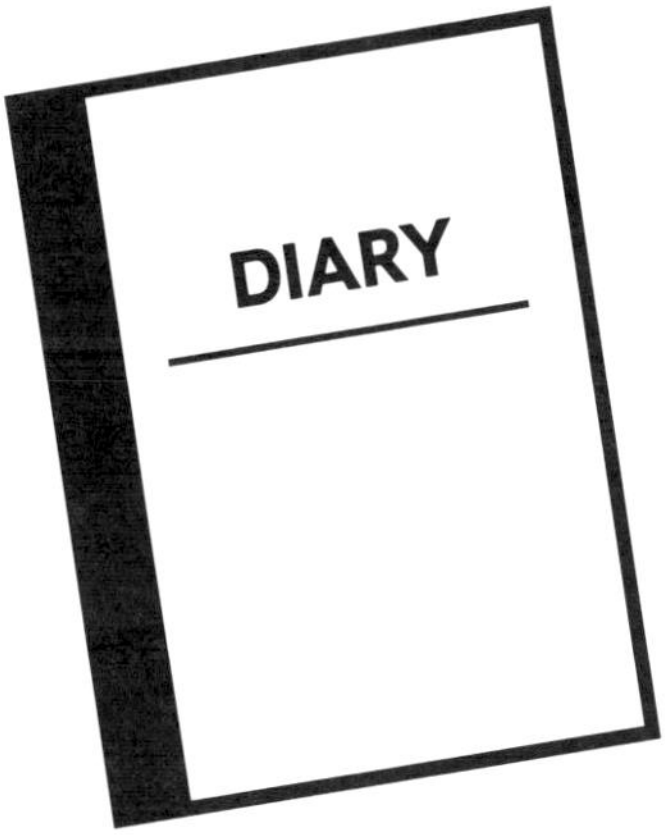

●日付を記入する

時間の感覚を保つことができます。

●一日の終わりに今日あった出来事を書く

ひと言だけや箇条書きでもOK。記憶力のトレーニングになり、場所の感覚を保つことができます。

●ときどき読み返す

忘れていたことを思い出すことで脳に刺激を与えます。

好きな題材を紙に書き写す

小説や詩、新聞のコラムなどの文章を書き写すだけで脳が活性化します。内容を読み、理解し、書くという工程で記憶力を鍛えます。

題材を読む

▼

内容を理解する

▼

文字を書く

▼

認知機能のトレーニングに！

参考文献

・『まるごと図解　認知症―キャラクター分類でよくわかる』山口博 著（照林社）

・『認知症は自分で防げる！』広川慶裕 監修（オレンジページ）

・『80 歳からでも間に合う 認知症がみるみる遠ざかる食べ方大全』古和久朋 著（文響社）

・『目で見てわかる認知症の予防』秋下雅弘 監修（成美堂出版）

・『100 歳までガンにならない食べ方　ボケない食べ方』白澤卓二 著（青春出版社）

・『91 歳の現役医師がやっている　一生ボケない習慣』松原英多 著（ダイヤモンド社）

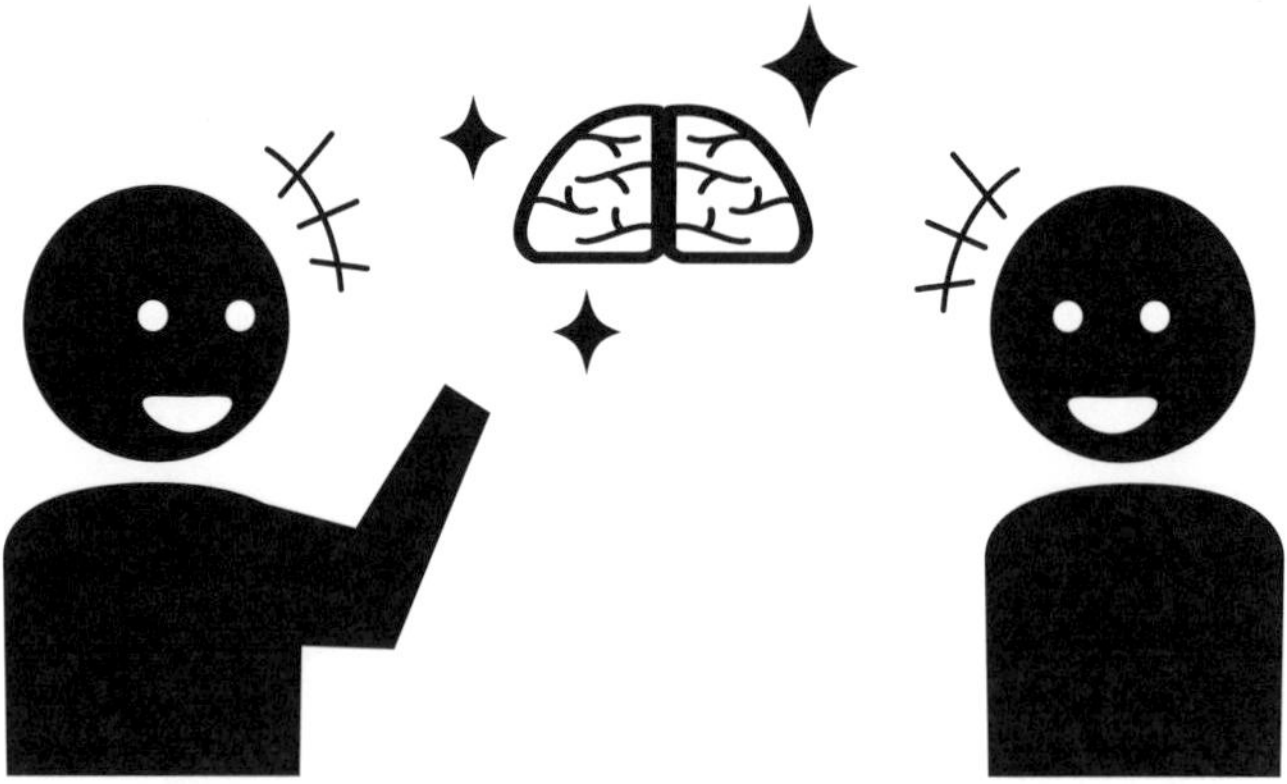

STAFF

編集	柏もも子、細谷健次朗
編集協力	三ツ森陽和
デザイン	森田千秋（Q.design）
DTP	G.B. Design House

監修

山口 博（やまぐち・ひろし）

医療法人社団 山口内科クリニック院長。1992年、日本医科大学卒業。日本医科大学第二内科（現：脳神経内科）、北村山公立病院神経内科、東京都立荏原病院神経内科を経て、1998年、日本医科大学大学院博士課程修了、日本神経学会認定神経内科専門医取得。その後、東京都多摩老人医療センター（現：東京都立多摩北部医療センター）神経内科医長、世田谷神経内科病院を経て、2017年、埼玉県鴻巣市の山口内科クリニック院長に就任。

ボケない習慣を大事なとこだけ3行にまとめました。

2024年4月2日　第1刷発行

監　修　　山口 博
発行人　　関川 誠
発行所　　株式会社宝島社
　　　　　〒102-8388
　　　　　東京都千代田区一番町25番地
　　　　　電話：営業　03-3234-4621
　　　　　　　　編集　03-3239-0928
　　　　　https://tkj.jp

印刷・製本 サンケイ総合印刷株式会社

ISBN978-4-299-05407-4